Smile, please

smile 184

防彈肌肉強效鍛鍊法：

明星教練肌肉地獄使者的100種超強健身法

근육저승사자 양치승의 지옥 트레이닝

방탄근육 완성하는 초강력 트레이닝 100

作者：楊治承（양치승）
譯者：牟仁慧
編輯：林盈志
美術設計：江宜蔚
審稿：李麗晶博士
校對：呂佳真
出版者：大塊文化出版股份有限公司
105022 台北市松山區南京東路四段 25 號 11 樓
www.locuspublishing.com
locus@locuspublishing.com
服務專線：0800-006689
電話：(02)87123898　傳真：(02)87123897
郵撥帳號：18955675
戶名：大塊文化出版股份有限公司

法律顧問：董安丹律師、顧慕堯律師
版權所有　翻印必究

總經銷：大和書報圖書股份有限公司
地址：新北市新莊區五工五路 2 號
電話：(02) 89902588
傳真：(02) 22901658

初版一刷：2022 年 7 月
定價：新台幣 580 元
ISBN：978-626-7118-36-8
All rights reserved.
Printed in Taiwan.

防彈肌肉
強效鍛錬法

明星教練肌肉地獄使喚術
100 種超強健身法

근육저승사자 양치승의 지옥 트레이닝

방탄근육 완성하는 초강력 트레이닝 100

楊治承（양치승） 著

牟仁慧 譯

沒有人天生就擁有完美的身材

「我以前的腰圍只有 26 吋，身材十分乾瘪。」

在當兵之前，我是個不管怎麼吃都不太會變胖的人，用乾瘪身材度過了二十多年的歲月。每當我說出這個故事時，大家都會用難以置信的眼神盯著我看。在指導學員運動的過程中，有「好身材是天生的」這種想法的人可說是意外的多。我之所以會公開自己的過去，就是因為我想告訴大家，體質和體型是可以透過運動改變的。

沒有人天生就擁有一副能成為健美選手的身體。我也曾頂著瘦巴巴的身材，活了二十幾年，直到某次偶然和健美國家代表選手一起訓練後，我才開始正式踏入運動領域，努力不懈鍛鍊身材。開始經營健身房後，我以忙碌作為藉口，有 10 年左右的時間沒有運動。果不其然，那時的我變成了體脂肪 40%、體重 100 公斤、頂著大肚腩的肥胖體型。身為一名指導他人運動的教練，我的身材可說是一點說服力都沒有。於是，我再次咬緊牙根把身材練回來，並維持體態直到現在。

除了身高以外，其他的身體條件都不能用天生兩字斷言，我們的努力程度全都會反應在身材上面。只要使用正確的方式規律運動，大家都能擁有好身材。反之，如果我們偷懶不運動，隨時都會回到原本的體態。

好身材並非與生俱來，努力運動的人才夠資格擁有。

　　本書介紹使用啞鈴、槓鈴和單槓這三項基礎重點道具進行的「自由重量訓練」運動。只要懂得調整運動強度，不管是剛開始進行重量訓練的初階新手，還是中階和高階練習者，每個人都能不受任何限制，鍛鍊出結實身材。我將身體分為六大部位，每個部位各自介紹十二種以上的動作。有的動作能練出飽滿肌肉，有的動作則用來雕刻細部線條，幫助大家打造出勻稱體態。

　　在 PART 3 中，我介紹了身體各個部位的五組集中訓練課表。根據各個部位的需求，安排全身肌力訓練、提升肌肉分離度、加強部分肌群、肌肥大訓練和雕刻細部線條運動等不同種類的課表。藉由不同部位的主題性訓練，更能集中訓練到目標部位。

　　本書前半部介紹根據體型調整運動強度的方法、推薦的運動方法和飲食控制等內容，幫助大家能輕鬆找到適合自己體型的運動方式。如果可以的話，我巴不得成為每個人身邊的那位老虎館長。希望這本書能代替我實現那個願望，陪伴在各位左右。

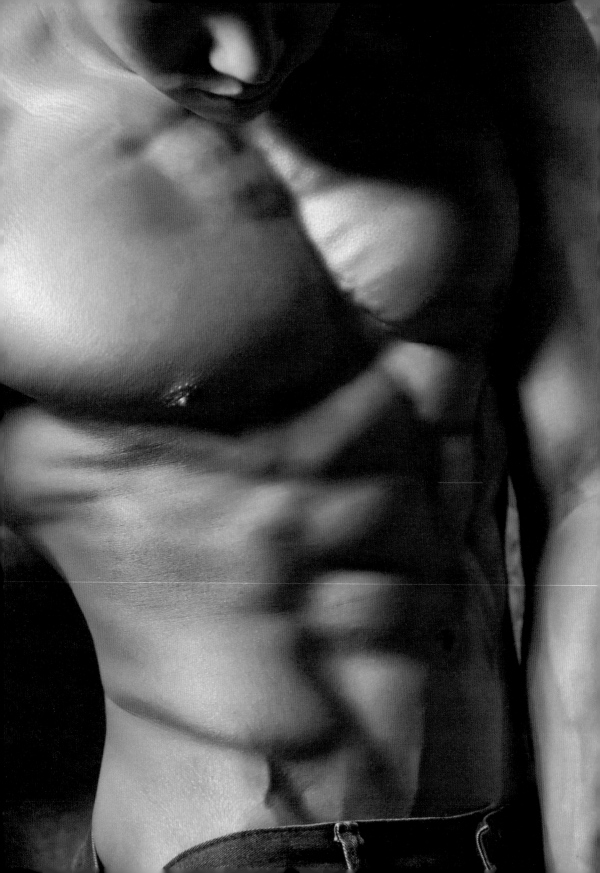

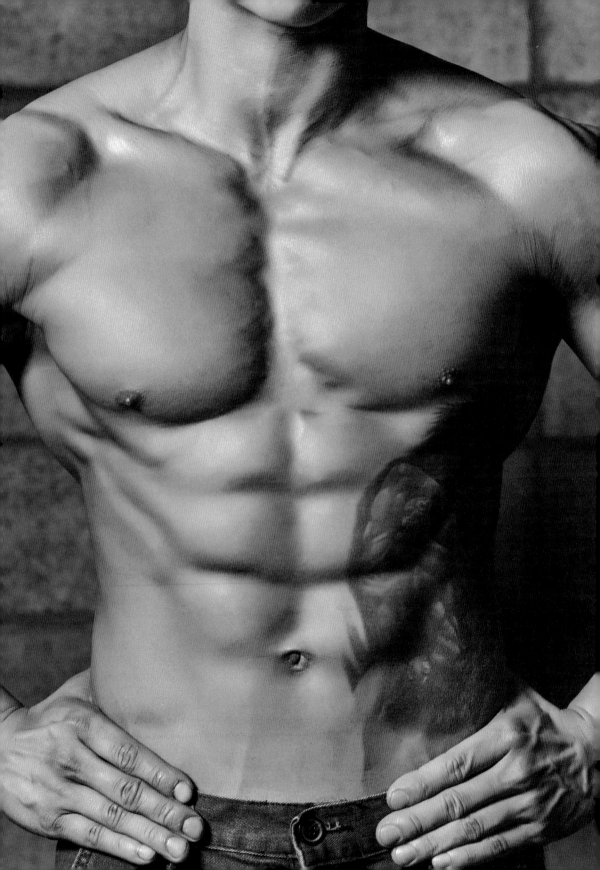

目次 ————————————————

前言

沒有人天生就擁有完美的身材　　　　　　　　4

導言

如何 200% 使用本書　　　　　　　　　14

PART **1**

start
>>> up
史上最強肌肉鍛鍊理論

打造精實身材，不管是誰都只需要三個月　　　20

下定決心的話，就從現在開始　　　　　　　22

槓鈴、啞鈴和單槓就很夠用了　　　　　　　23

用鼻子呼吸，身體才能保持穩定　　　　　　26

比起空腹有氧，我更推薦空腹重訓　　　　　27

體型不同，運動方法也不同　　　　　　　　28

配合身體狀況，調整飲食控制和運動的比例　36

根據體型，選擇適合的飲食方式　　　　　　37

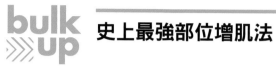

PART **2**

史上最強部位增肌法

運動前，站著做的暖身伸展動作　　　44

運動完，在地板上做的放鬆伸展動作　　　47

人體肌肉解剖圖　　　50

CHAPTER 1

強壯男人的必備條件
肩膀

1	派克伏地挺身	58
2	槓鈴肩推	60
3	槓鈴頸後推舉	62
4	槓鈴前平舉	64
5	槓鈴直立划船	66
6	啞鈴肩推	68
7	啞鈴阿諾推舉	70
8	啞鈴直立划船	72
9	啞鈴前平舉	74
10	啞鈴側平舉	76
11	啞鈴單邊側平舉	78
12	啞鈴俯立側平舉	80
13	啞鈴俯立滑雪平舉	82

CHAPTER 2

像穿上盔甲般，散發壯碩魅力
胸部

1	伏地挺身	90
2	上斜伏地挺身	92
3	下斜伏地挺身	94
4	擊掌伏地挺身	96
5	移動式伏地挺身	98
6	啞鈴伏地挺身	100
7	槓鈴臥推	102
8	上斜槓鈴臥推	104
9	下斜槓鈴臥推	106
10	啞鈴臥推	108
11	上斜啞鈴臥推	110
12	下斜啞鈴臥推	112
13	平臥啞鈴飛鳥	114
14	啞鈴仰握過頭	116
15	雙槓撐體	118

CHAPTER 3

散發自信心的背影
背部

1	引體向上	126
2	仰臥引體向上	128
3	頸後引體向上	130
4	反握引體向上	132
5	傳統硬舉	134
6	羅馬尼亞硬舉	136
7	早安體前屈	138
8	槓鈴俯身划船	140
9	槓鈴仰臥過頭	142
10	上斜槓鈴仰臥過頭	144
11	下斜槓鈴仰臥過頭	146
12	啞鈴傳統硬舉	148
13	啞鈴羅馬尼亞硬舉	150
14	啞鈴俯身划船	152
15	啞鈴單手划船	154
16	啞鈴俯身反向飛鳥	156

CHAPTER 4

依舊是男性的象徵
下半身

1	徒手深蹲	164
2	深蹲跳	166
3	槓鈴肩後蹲舉	168
4	槓鈴上舉深蹲	172
5	槓鈴前蹲舉	174
6	槓鈴腿後深蹲	176
7	單腳弓步蹲	178
8	交替弓步蹲	180
9	行走弓步蹲	182
10	站姿舉踵	184
11	騎驢舉踵	186
12	坐姿舉踵	188
13	反向站姿舉踵	190

CHAPTER 5

散發出男性魅力的部位
手臂

1　臥姿槓鈴肱三頭肌伸展　198

2　槓鈴窄握臥推　200

3　槓鈴過頭伸展　202

4　板凳撐體　204

5　臥姿啞鈴肱三頭肌伸展　206

6　啞鈴過頭伸展　210

7　俯身啞鈴肱三頭肌伸展　212

8　槓鈴彎舉　214

9　反向槓鈴彎舉　216

10　啞鈴彎舉　218

11　啞鈴錘式彎舉　220

12　集中彎舉　222

13　槓鈴手腕彎舉　224

14　背後槓鈴手腕彎舉　226

15　槓鈴反向手腕彎舉　228

16　啞鈴手腕彎舉　230

CHAPTER 6

苦盡必會甘來的部位
腹部

1　捲腹　238

2　上下捲腹　240

3　上身轉體捲腹　242

4　單車式捲腹　244

5　側身捲腹　246

6　反向捲腹　248

7　反向側身捲腹　250

8　懸吊反向捲腹　252

9　仰臥抬腿　254

10　懸吊抬腿　256

11　V字仰臥起坐　258

12　仰臥屈膝抬腿　260

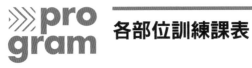

各部位訓練課表

肩膀訓練課表 1 強壯男人的象徵，練出寬廣肩膀的運動　　268

肩膀訓練課表 2 增加三角肌分離度，讓線條細緻明顯的運動　　270

肩膀訓練課表 3 不再難練，後三角肌的增肌運動　　272

肩膀訓練課表 4 最強肌肥大肩膀運動　　274

肩膀訓練課表 5 精雕肩膀肌肉線條的運動　　276

胸部訓練課表 1 打造寬廣胸膛的運動　　278

胸部訓練課表 2 打造宛如雕像般壯碩胸肌的運動　　280

胸部訓練課表 3 讓下胸線條變明顯的運動　　282

胸部訓練課表 4 練出飽滿上胸的最強增肌運動　　284

胸部訓練課表 5 讓胸肌變得更集中結實的運動　　286

背部訓練課表 1 打造厚實背肌的運動　　288

背部訓練課表 2 打造憤怒眼鏡蛇背的背肌增寬運動　　290

背部訓練課表 3 擺脫平坦上背，讓背肌凸起的運動　　292

背部訓練課表 4 練出緊實修長下背肌的運動　　294

背部訓練課表 5 鍛鍊背肌，增強肌力的運動　　296

下半身訓練課表 1　讓男性魅力升級的下半身增肌運動　298

下半身訓練課表 2　增加壯碩下半身肌肉分離度的運動　300

下半身訓練課表 3　讓雙腿線條變得修長的運動　302

下半身訓練課表 4　練出翹臀線條，讓背影散發魅力的運動　304

下半身訓練課表 5　讓下半身肌肉變得結實的運動　306

手臂訓練課表 1　練出飽滿到足以撐爆袖口的肱三頭肌運動　308

手臂訓練課表 2　練出馬蹄形肱三頭肌的運動　310

手臂訓練課表 3　穿無袖也能充滿自信！鍛鍊肱二頭肌的運動　312

手臂訓練課表 4　提升肱二頭肌線條鮮明度的運動　314

手臂訓練課表 5　打造強壯且肌肉線條分明的前臂運動　316

腹部訓練課表 1　拯救下腹線條的運動　318

腹部訓練課表 2　拯救上腹線條的運動　320

腹部訓練課表 3　打造立體冰塊盒腹肌的運動　322

腹部訓練課表 4　細緻雕琢腹肌提升線條感的運動　324

腹部訓練課表 5　剷除腰側贅肉練出子彈肌的運動　326

如何200%使用本書

1. 如果你是初學者，請均衡鍛鍊全身肌肉

本書的 PART 2 依序介紹了肩膀、胸、背、下半身、手臂和腹部各個部位的運動。如果你是初次接觸重訓的新手，比起集中訓練單一部位，我建議你先從六大部位各挑一個動作出來，跟隨指引練習，一天總共做六個動作。不過，要確保每個動作都做得確實，才可以再進入下一個動作。快的話，一至三天就能練成一個動作。慢的話，也有可能需要好幾個禮拜的時間。對初學者而言，最重要的是熟悉正確姿勢，提升身體平衡感，均衡發展全身肌肉，培養關節和肌肉的協調能力。

2. 根據個人能力，選擇不同的重量、次數和組數

書中一概沒有提到重量、次數和組數的資訊。或許你會覺得「這書也太不貼心了吧！」這可是天大的誤會。因為每個人能舉起的重量、次數和想達成的目標都不一樣，就算我幫各位設定了重量、次數和組數，又有什麼意義呢。如果想要練出大肌肉，就要選擇大重量少次數的方式。如果想要練出細緻的線條，就要選擇小重量多次數的方式。所謂的大重量是指可以做出 5 次以下動作的重量，小重量則是指在不勉強的狀態下，可以做出 15 次動作的重量。如果你發現自己設定的小重量，只能做出 10 次的動作，那就要選擇稍微輕一點的重量。反之，如果你發現可以做到 20 次，那就可以選擇稍微多一點的重量。只要熟悉基本的重量配置法，知道該如何選擇適合自己的重量，你就能打造出心中的目標身材。

設定重量、次數和組數的重點

★大重量是指可以做 5 次以下動作的重量。如果預計做大重量訓練，卻能做 6 ～ 7 次，那你就可以再往上加重量。

★小重量是指可以執行 15 次動作的重量。如果預計做小重量訓練，卻只能做 10 次，那就代表有點太重了。往下減重量，找出能做 15 次的重量。若你發現可以做到 20 次，那就代表有點太輕了。往上加重量，找出能做到 15 次的重量。

★執行小重量訓練時，以 15 次為 1 組。執行大重量訓練時，以 1 ～ 5 次為 1 組。

★一日運動的總組數建議控制在 25 ～ 30 組。如果一天只做 3 個動作，每個動作建議做 8 ～ 10 組。如果一天做 5 個動作，每個動作建議做 5 ～ 6 組。執行組數可以根據自己的運動能力進行調整。

★如果體力真的很差，一天可先從 20 組開始，之後再慢慢往上增加。

3. 熟悉運動後，執行分肌訓練法

按照部位，分區進行集中鍛鍊的運動方式，稱為分肌訓練法。分肌訓練法可以給予已經達到極限的部位更強烈的刺激，各部位也能輪流休息個幾天，肌肥大的效果會更好。分肌訓練法有很多不同的類型，有單純把身體分為上半身和下半身兩部位的上下分法，也有按照推拉運動、大肌群和輔助肌群進行的推拉腿三分法，或是一天分兩次運動（早上和下午）的二重運動法。如果身體已經習慣了全身性運動，不妨試著挑戰分肌訓練法，從不同角度刺激肌肉成長，會是個不錯的方式。

分肌訓練法的種類

1. 上下分肌法（上半身／下半身）

第一天進行胸部運動，第二天進行下半身運動……透過這種方式，輪流進行上半身和下半身運動的訓練方式。如果你覺得每次只練一個部位很膩，也可以選擇第一天練胸、肱三頭肌和肩膀，第二天練下半身，第三天練背、肱二頭肌和腹肌，第三天再練下半身的方式。

2. 推拉腿三分法（大肌群＋輔助肌群）

這個方式又被稱為國民三分運動法，把推的動作、拉的動作和下半身各自歸成一類，特點是能給予那些已經疲勞的肌肉更強烈的刺激。舉例來說，當我們做胸部運動（大肌群）時，也會同時用到肱三頭肌和肩膀肌肉（輔助肌群）。因為胸部運動而感到疲勞的肱三頭肌和肩膀，這時只要再多給予一點刺激，就能獲得到更好的成效，所以會把這些動作安排在同一天進行。

例如：胸部（大肌群）＋肱三頭肌＆肩膀（輔助肌群）／背（大肌群）＋肱二頭肌（輔助肌群）／下半身（大肌群）＋腹肌（輔助肌群）等。

3. 另一種三分法（大肌群＋無關的小肌群）

每天輪流訓練胸、背和下肢的大肌群之外，再加上肩膀和手臂訓練的運動法。和大肌群相比，小肌群的恢復力較強，就算每天鍛鍊也不會造成太大的負擔（但依然有個人差異）。此外，每天都可以加入腹部運動作為鍛鍊。

例如：胸部（大肌群）＋肱二頭肌（小肌群）／背（大肌群）＋肱三頭肌（小肌群）／下半身（大肌群）肩膀（小肌群）等。

4. 從想要加強的部位開始，給予更集中的鍛鍊

當體力充沛時，我們通常會先進行多關節運動或大重量訓練。雖然這是運動常見的方式，但並非唯一的正解。就像吃飯，我們不會規定要先吃菜還是飯。運動也是一樣的道理，並沒有一定要先做什麼運動的規定。當你對某個部位感到特別不滿意，或是想要集中訓練某個部位時，就可以先從那個部位開始鍛鍊。若是在極度疲勞的狀態下做想要加強鍛鍊的部位運動，我們就有可能因為力量不足，導致無法好好完成動作。反之，在體力充沛的狀態下訓練目標部位，就能提高專注度，用更有效的方式達成目標。

PART 3 介紹了六大部位各五組的集中訓練課表，你可以按照想要集中鍛鍊的部位，挑選適合的課表。如果想練課表以外的其他部位，你也可以研究 PART 2 介紹的各個動作，安排適合自己的專屬課表。

5. 留意「楊館長的教學重點」

在每個動作單元中，我特別整理出運動時容易犯的錯，正確姿勢的訣竅和特別需要注意的重點等內容。如果可以的話，我巴不得陪在各位身邊，用銳利眼神緊盯著每個人，高壓訓練每個人。對於只能用文字傳達重點一事，讓我覺得非常可惜。這本書整理出的重點就是希望有在運動的各位，不要犯下那些令我覺得惋惜的錯誤，盼望大家在運動前都能熟讀內容。

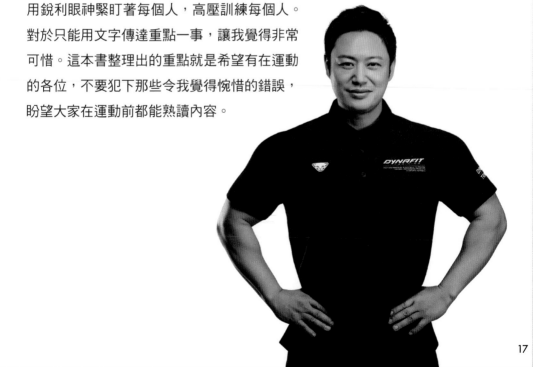

start up

史上最強
肌肉鍛鍊理論

打造精實身材，
不管是誰都只需要三個月

「你保證不會半途而廢嗎？」

這是我對那位聽說三個月就能打造出夢想身材，因而加入了我們健身房的學員所說的第一句話。若想在三個月內達成目標，那段日子將會痛苦萬分，所以我才會問他是否已經做好足夠的心理準備。健身教練不是神，當我們遇到沒有意志力，總愛找藉口合理化自己行為的學員時，我們無法幫他打造出精實身材。總結來說，想擁有精實身材，全靠當事人的意志力。就算只有三個月，只要意志力足夠，任誰都能打造出夢想身材。

開始運動後，我們會從某一刻起逐漸懶散起來，接著會開始找一些不像話的藉口。為了降低罪惡感，我們會用看似若有其事的理由包裝藉口。當一切被合理化後，身體就會日漸怠惰，離夢想身材的目標越來越遠。除非是一些危險的狀況，像是得了重感冒或受重傷無法運動，不然每天只需要投資 1 個小時就夠了。一天 24 小時，如果你連 1 小時都不願意投資，卻期待三個月後的自己能擁有好身材，這也太貪心了吧？

健身教練是指導學員正確運動方式和提升運動效率的人。此外，他也是在旁協助學員堅定心志的幫手。運動這條路就像奔馳在高速公路上一樣，教練要確保學員不會走歪、倒退嚕和大迴轉，幫助他們用正確快速的方式抵達終點。然而，手上握有方向盤，最後抵達終點的那個人還是自己。因此，只要你能下定決心咬牙苦練，就算身旁沒有教練，你也能靠著在家運動打造出精實身材。當你不再用沒有運動天分的藉口合理化自己的行為時，那刻起你的身材就會開始變好。

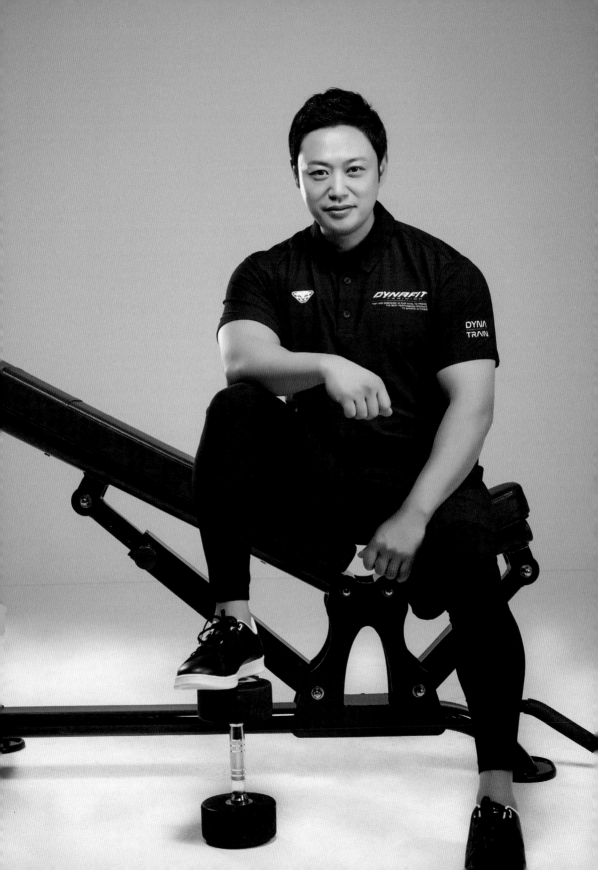

下定決心的話，
就從現在開始

　　來健身房諮詢的人中，有一類的人會說自己現在太胖了，想先減重再正式報名。當他們再度出現在健身房時，體重的確變得比之前輕，但大部分的人體脂肪率都沒有改變，掉的都是肌肉量，這種情況最讓我感到惋惜。若想要練出好身材和雕塑健美體態，體重高低一點意義都沒有，那就只是數字罷了。如果是透過減少食物攝取量，不吃晚餐餓肚子，造成肌肉量下降，而不是降體脂肪的話，那還不如什麼事都不要做，在原本肥胖的狀態下，直接開始運動。

　　只有極少數的例外需要在開始運動前，透過節食減去部分體重。若你是重度肥胖者，光是移動身體，就會讓脊椎、膝蓋、腳踝和關節等部位感到負擔的話，請去諮詢專家，改善飲食習慣，接受行為或藥物治療。降下體脂肪後，再開始運動會比較順利。如果你不屬於上述情況，運動前的減重行為可說是一點意義都沒有。無法精準減去體脂肪，導致肌肉量一併流失的錯誤減肥方式，只會讓我們的運動能力變得更差罷了。

　　因此在開始減肥之前，最重要的是打好身體的地基。只要養成運動習慣，肌肉量就會慢慢增加，基礎代謝率也隨之上升，身體則能消耗更多脂肪作為熱量來源，最後體重自然會下降。也就是說，運動前沒有必要先減肥。如果你已經下定決心要練出好身材，現在就馬上開始運動。不要再計畫「從新的一年、下個月、下周」，「現在馬上」開始才是最快達成目標的方法。

　　我再補充一點，建議大家養成運動習慣，就算每天只動一個小時也好。當那一個小時成為日常生活一部分時，運動就會變得像吃飯一樣理所當然。養成習慣後，沒有運動的日子內心會感到空虛，甚至不安，就

像沒吃飯會覺得全身無力一樣。雖然這不是一件簡單的事，但只要你開始懂得享受這個習慣所帶來的樂趣，就等於成功了一半以上。

槓鈴、啞鈴和單槓
就很夠用了

重量訓練分為固定移動範圍的「器械運動」和可以按照需求調整重量的「自由重量」訓練。

使用器械時，因為只能在固定的範圍內做動作，所以可以維持穩定的姿勢，大幅度降低協同肌群的介入，集中訓練目標肌群，精準運動特定部位。器械運動的優點是肌肉失衡危險性較低，也比較不會發生因意外而嚴重受傷的情形。進行器械運動時，肌肉從開始到結束需抵抗的強度都一樣，缺點是肌力養成效果不如自由重量訓練來得好。

相較之下，利用槓鈴、啞鈴和單槓進行的自由重量訓練，必須自行控制移動路徑，不只可以訓練身體平衡和運動神經發展，更利於鍛鍊肌肉和燃燒熱量。自由重量訓練運動的好處是不需要太大的空間，就能訓練身體各個部位的肌肉。自由重量訓練最大的優點是透過簡單道具打造飽滿肌肉，達到細部修飾線條的效果。因此，無論是初學者，還是想打造選手級身材的人，自由重量訓練可說是最基礎且必要的運動。

使用多樣化器材進行不同種類的運動，當然能更輕鬆地打造出想要的身材。不過，如果想要隨時隨地運動，槓鈴、啞鈴和單槓的自由重量訓練就是最簡便的方式。就算只有幾樣簡單的道具，我們也能學會控制自己的身體，做出各種變化動作，達成運動目的。也就是說，只要有槓鈴、啞鈴和單槓，我們就能訓練身體各部位的肌肉，雕刻出線條。

槓鈴、啞鈴和單槓各自的優點和注意事項

★槓鈴

因為槓鈴需使用雙手舉起重量，所以會有兩個支撐點。比較容易抓到重心，可以做大重量訓練，練大肌肉尺寸。槓鈴最大的優點是在做動作時，協同肌群的介入性較低，有利於集中訓練目標肌群。但要特別注意，當重量過重或次數過多時，我們可能會使用關節完成動作，而不是使用肌肉，進而造成肌肉斷裂、神經損傷或關節負荷過大等狀況發生。

★啞鈴

與槓鈴相比，啞鈴較難抓到重心，不過其優點是可以同時訓練目標肌群、協同肌群和神經系統，有效增強肌力。啞鈴可以利用小重量進行高重複性的動作，打造出更加細緻的肌肉線條。要特別注意的是，啞鈴和槓鈴一樣，當舉起的重量過重或次數過多，變成使用反作用力或關節做動作時，都容易導致身體受傷。

★單槓

可以集中訓練上半身肌群的運動器材。因為是懸掛在空中，重複相同動作的訓練方式，所以腰部所需承受的壓力較小，對於強化背部肌肉有卓越的效果。不過在動作的過程中，肌肉必須保持收縮狀態，所以在做往下的姿勢時，必須緩慢且重複才會達到效果。做單槓運動需另外安排下半身運動，維持上半身與下半身肌肉的平衡。

抓握種類

1.各種握法

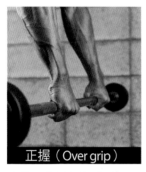

正握（Over grip）

手背朝上的抓握方法。這是最常使用的基本握法，自然握拳抓住器材即可。

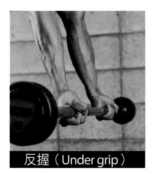

反握（Under grip）

手心朝上的抓握方法。反握主要應用在「彎舉」、「划船」和「槓鈴彎舉」等類型的動作。

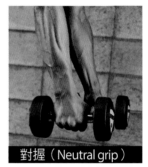

對握（Neutral grip）

雙手手掌心相對，抓握啞鈴的方法。對握主要應用在「划船」、「彎舉」和「飛鳥」等類型的動作。

2.各種握距

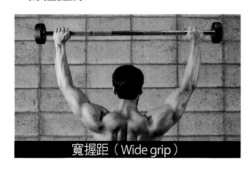

寬握距（Wide grip）

抓握槓鈴時，雙手距離比肩膀還要寬。這個握法比較容易舉起較大的重量，擴大想要刺激（能夠運動到）的部位。主要應用在「引體向上」和「握推」這類可以鍛鍊到大肌群的動作上。

窄握距（Narrow grip）

抓握槓鈴時，雙手距離比肩膀還要窄。當我們想要訓練小範圍肌肉或小肌群時，大多會使用這個握法。進行小重量訓練時，這個握法可以有效孤立特定肌群。要注意的是，使用窄握距進行大重量訓練時，容易造成手腕或手肘的負擔。主要應用在「臥姿槓鈴肱三頭肌伸展」或「彎舉」系列的動作上。

用鼻子呼吸，
身體才能保持穩定

　　剛開始運動的人經常忘記呼吸的重要性，只將注意力放在動作上。有的人會憋氣憋到整臉通紅，彷彿下一秒就要斷氣一樣。也有非常多的人會一邊發出「呼呼」的聲音，一邊吐氣。或許這是因為他們不懂得正確的呼吸方式，但其實癥結點在於他們不了解呼吸的重要性，只是反覆著吸氣吐氣這個過程罷了。在運動中，呼吸和姿勢一樣重要。如果不懂得使用正確的方式呼吸，所能舉起的重量將遠低於原本的能力，甚至會因為身體不夠穩定，導致受傷風險變高。呼吸時，我們要保持核心出力，在正確的時間點反覆做吸氣和吐氣的動作。就像大樹一樣，唯有地下的根扎得夠深，上方的樹幹才不會搖晃。當我們在運動時，必須保持核心出力，正確呼吸才能維持動作的穩定性

　　運動時，最好的方式是使用鼻子呼吸。做動作的時候，體腔內最好也保持著一定的壓力。如果用嘴巴呼吸的話，我們會把所有的氣吐光，難以維持體腔內壓。這麼一來，我們需要更長的時間來準備進行下一次的動作，運動效率也會跟著變差。盡可能使用鼻子呼吸，不要把氣全部吐光，維持體腔內壓就能減低身體的不穩定性。當我們太累時，雖然會不由自主使用嘴巴呼吸，但還是必須習慣使用鼻子呼吸。

　　開始使用鼻子呼吸後，有些人會覺得很喘。這個情況的問題不是出在鼻吸鼻吐，而是代表你的肺活量不足。做重量訓練時，如果你會覺得很喘，呼吸不過來的話，就要透過有氧運動增強肺活量，直到順利完成所有訓練動作，這一點非常重要。

　　一般來說，教練會請學員用力時吐氣，放鬆時吸氣，但我的呼吸方式和這個不太一樣。一邊吸氣，讓肌肉緩慢放鬆，接著暫時憋住氣，開

始讓肌肉收縮，過了最辛苦的那一點時再開始吐氣。以投手投球為例，沒有人會一邊投球，一邊吐氣。在投手丘上，投手吸氣的同時進入預備姿勢，當體腔內壓達到飽和時，利用瞬間爆發力投出球後，他們才會吐氣。邊投球邊吐氣，不只無法達到該有的瞬間爆發力，姿勢也會跑掉。重量訓練的呼吸法也是相同道理，慢慢放鬆身體並吸氣，吸到最飽時憋氣，肌肉收縮的同時，利用瞬間爆發力動作到頂點後，再慢慢把氣吐掉是最正確的方式。

比起空腹有氧，
我更推薦空腹重訓

「空腹做有氧運動真的好嗎？」

無數的學生曾問過我這個問題。「空腹做有氧運動很好」和「空腹做有氧運動失去的比得到的更多」兩派意見總是對這個議題爭論不休。不過，在對「空腹做有氧運動」做出評論前，首先要做的事就是確認自己的目標，了解自己的身體狀態和想打造的體態是什麼。因為對不同體型的人來說，空腹有氧運動有可能是一帖良藥，也有可能是一帖毒藥。

一般來說，我們的身體需要能量時，第一個選擇的是碳水化合物，接下來按照順序分別是脂肪和蛋白質。如果前一天晚上七點後不再進食，睡前和睡眠期間的基礎代謝會幾乎把碳水化合物消耗殆盡，隔天早上進行空腹有氧運動時，就能以更快的速度消耗掉體脂肪。然而，身體在燃燒脂肪的同時會流失掉部分蛋白質，所以也要考慮到肌肉的損耗。如果是體脂肪和肌肉量都很多的內胚型人，這個方式不會造成太大的影響。但如果全身沒有什麼肉，看起來很瘦弱的外胚型人，空腹有氧運動

會燃燒掉他們身上僅存的脂肪，甚至連肌肉都一併流失。對這種類型的人來說，這個方式反而是有害的。因此，在我們探討空腹有氧運動的好與壞之前，更重要的是必須先確認這個方式是否適合自己。

不過，如果硬要我對空腹有氧運動這個問題做出評論的話，我在指導學員運動時，比起空腹有氧，我會更推薦大家做空腹重訓。空腹狀態進行有氧運動會把熱量幾乎消耗殆盡，輪到做重量訓練時，反而就沒有力氣了。與其把體力浪費在有氧運動上，還不如拉高訓練的重量或次數，沒有必要執著在空腹有氧運動上。

透過其他運動促進新陳代謝後，反而會更容易燃燒體脂肪。當我們先做重量訓練，再進行有氧運動，就能消耗更多脂肪。如果有氧運動的目的是燃燒體脂肪，把有氧運動排在重量訓練之後的成效會更好。如果目標是增加肌肉量，這個方式同樣也能有效達成目的。也就是說，不管目標是什麼，都不需要先做有氧運動。

如果是因為心肺功能過差，無法順利完成重訓課表的情況，建議可以在重訓後，在跑步機上快跑 20 分鐘或踩腳踏車，透過有氧運動提升心肺功能。還有一點，瘦子不需要每天做有氧運動。如果想提升心肺功能，幾天做一次輕鬆的有氧運動即可。

體型不同，
運動方法也不同

運動的最終目標是補足不夠的部分，進而維持好身材。簡單來說，理想目標就是減掉多餘的，練出缺乏的。因為每個人追求的目標都不一樣，所以理想身材沒有標準答案。不過，若想打造出好身材，就必須有

明確的運動目標，不同目標的運動方法也不一樣。不管是哪一種運動都必須根據自己的體型做出調整，才能達到最好的運動效果。

人的體型可以分為外胚型、中胚型和內胚型三大類。外胚型（Ectomorph）指的是身上沒有什麼肉，外表看起來瘦弱乾癟的體型。中胚型（Mesomorph）指的是不會太瘦，也不會太胖，體脂肪和肌肉量都適中的體型。內胚型（Endomorph）的骨架比一般人大，大多數的摔角選手和棒球選手都屬於這個類型。內胚型人的體脂肪量和肌肉量都比較多，一旦發生肌肉量流失的情況，他們成為肥胖體型的風險最高。

不過，體型隨時都可能改變，天生擁有好體型的人也要持續管理身材。以我自己為例，剛開始運動時，我的體型比較接近外胚型，後來慢慢變成中胚型，現在則是徹底成為內胚型。大家要記住一個事實，那就是不管是誰，只要願意運動就能改變體型。了解透過運動能如何補足缺點，維持和強化體能，熟悉運動頻率和方法後，我們就能更快速達成目標，擁有理想體型。

全身上下沒有什麼肉，看起來很瘦弱的
外胚型

推薦運動

建議做深蹲、硬舉和臥推這三種運動。因為瘦弱體型的目標是增肌，所以要做能夠訓練下半身、背部和胸部大肌群的三大運動。

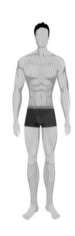

運動頻率

建議一周運動 6 天。有些人認為因為多數外胚型的人運動能力都較差，所以一周運動 3 天就夠了。大家萬萬不可以有這種想法。運動能力越差，越要每天堅持運動，提升運動能力。如果想要早日擁有好身材，就要抱持著趁睡覺的時候休息，一起床就要無條件去運動的想法。

運動時間

重訓和有氧的時間分配比為 8：2。如果做 80 分鐘的重量訓練，重訓結束後再上跑步機或腳踏車做 20 分鐘的高強度有氧運動，提升心肺功能。

運動強度

訓練過程中，要讓自己充分休息到有足夠的力氣做下一個動作。這類型的人因為沒有什麼肌力，反覆進行高強度運動時，有可能會承受不住重量，一不小心就會發生意外。

目標設定方法

第一次運動的時候，與其訂下過高的目標，不如先觀察自己的運動能力，調整身體狀態，為自己的表現打分數。經過一個禮拜的觀察後，大部

分的人都會清楚自己的能力值，這時再來訂定目標會是比較好的方式。

注意事項

必須努力訓練，直到能舉起比自身體重還大的重量。以每組動作能做5 下以內的標準挑選重量，集中訓練就能增大肌肉尺寸。訓練過程中，為了避免造成關節負擔和受傷，比起啞鈴，使用槓鈴進行高強度運動（高阻力訓練）才是比較正確的方式。

外胚型Q&A

1. 增加運動量的話，體重不會減輕嗎？

盡量少做會燃燒體脂肪的有氧運動。只要能把肌肉練大，就算體脂肪降低，體型看起來也會變好。比起會讓肌肉短暫充血的運動，這類型的人應該把重點放在拉長肌纖維的高阻力運動。以漸進方式逐步加重量，才能把肌肉尺寸越練越大。

2. 可以不做有氧運動嗎？

前面我也提過，體脂肪不高的人不需要每天都做有氧運動。不過，運動能力差的人通常心肺功能也不好，所以必須進行短時間高強度的有氧運動，提高肺活量。如果做有氧運動不是為了降低體脂肪，而是為了提升肺活量的話，可以一周做 3 次左右。

3. 基礎體力太差，跟不上安排的課表。該怎麼運動才好？

許多人基礎體力非常差，光是在測試能舉起多大重量的環節時，就已經耗盡了體力。但若因為這樣改成做小重量多次數的運動，對外胚型人來說沒有太大的幫助。遇到這種狀況時，在旁人的協助下，逐漸增加重量和次數才是最有效的運動方式。

不會太胖也不會太瘦的
中胚型

推薦運動

推薦做集中彎舉、坐姿舉踵和啞鈴滑雪平舉三種運動。中胚型人基本上體態都還不錯，也算是容易長肌肉的體質，只要稍微運動一下就能打造出好身材。這類型的人建議集中訓練較容易被忽略的肱二頭肌下半部、小腿和肩膀後側，打造出完美體態。

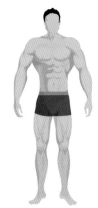

運動頻率

一個禮拜運動 6 天即可。因為體態還不錯，所以可以放心休息一天。中胚型人的運動量會直接反應在身體上，如果想維持並打造出更完美的身材，你要每天運動，我也不會阻止你。

運動時間

適當的運動時間為重訓 90 分鐘，有氧運動 30 分鐘。有氧運動建議接在重訓後，以適當速度在跑步機上行走 30 分鐘，目的是讓身體的脂肪和肌肉量達到平衡。

運動強度

從小重量開始練，再慢慢往上加重量，並配合著減少次數即可。偶爾可以試著利用反作用力或趁有人陪練時，突破自己的最大重量紀錄。

目標設定方法

這類型的人大概懂得控制重量和強度的方法，可以根據需求調整運動強度。看是要增大肌肉的尺寸，還是要讓肌肉線條變得更鮮明。

注意事項

千萬不要因為運動能力好而感到自滿。運動時，「我做得到」的心態雖然非常重要，但一旦開始有「這沒什麼」的想法，往往就會受傷。

中胚型Q&A

1. 肌肉生成的速度比預期還要慢，請告訴我提高肌肉量的方法。

放慢運動速度，要比平常慢 2 ～ 3 倍。做每個動作時，用慢速仔細觀察肌肉的動作、阻力、收縮和放鬆的感覺。盡可能讓肌肉的疲勞程度達到最大值，進而提升肌肉量。

2. 不只想訓練肌肉，還想讓力氣變大的話，該用哪種方式運動呢？

找人陪練或使用訓練架，在能防止危險情況發生的環境下，反覆進行撐住的動作，有助於訓練肌力。舉例來說，做臥推時，先找到舉不起來，但放得下去的重量，接著反覆用該重量練習撐住的力量。因為靠自己的力量舉不起來，所以需要人陪練或訓練架等安全裝置。

3. 如果想要增加肌肉線條感，該用哪種方式運動？

進行小重量多次數的訓練，集中訓練同一個部位，感受肌肉的撕裂感。除了運動以外，也要控制鹽分和水分的攝取量，肌肉線條才會變得更鮮明。

脂肪和肌肉量都很多，大骨架的
內胚型

推薦運動

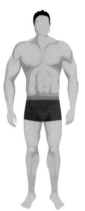

推薦做槓鈴上舉深蹲、上下捲腹和引體向上三種運動，內胚型人需要做能消耗大量卡路里的運動。比起普通深蹲，高強度的槓鈴上舉深蹲能增加卡路里消耗。這類型的人腹部脂肪多，需要做能拉長腹肌的運動，可以做利用自身體重當成重量的引體向上，提升肌耐力和肌力。

運動頻率

瘦弱的外胚型人一周都要運動 6 天了，需要減掉大量體脂肪的內胚型人當然要每天都運動，絲毫沒有討價還價的餘地。如果你一個禮拜想要休息一天的話，就努力成為中胚型人吧！

運動時間

適當的運動時間為重訓 110 分鐘，有氧 50 分鐘。做有氧運動時，重點是要維持在和旁人聊天會覺得有點喘的狀態下，這樣才能有效燃燒體脂肪。

運動強度

因為內胚型通常體格都比較壯，所以有很多人對於把肌肉練大感到負擔。與其選擇大重量，不如選擇較輕的重量，讓每個動作能做 15 ～ 20 下，進行中低強度的訓練。

目標設定方法

因為這類型的人大都有體重過重的問題，所以首要任務是進行各種肌力與肌耐力訓練，鍛鍊出能夠支撐自己體重進行重訓的基本體能。等達到這個目標後，再來安排根據肌肉形狀和欲加強訓練部位的課表。

注意事項

如果你已經無法負荷自己的體重，為了降低受傷風險，建議這些人接受專業人士的協助。與其使用大重量造成關節負擔，先集中做一些利用自身體重的運動會是比較好的方式。

內胚型Q&A

1. 如果想要練出精實的肌肉，應該怎麼做呢？

飲食控制是體脂肪高、骨架大的內胚型人的必要功課。重訓時，在能夠控制自己身體的狀態下，建議多做一些能燃燒體脂肪的有氧肌力訓練。如果想要練出精實的肌肉，請拋棄對大重量的執著，多做小重量多次數的訓練。

2. 明明吃得不多，卻還是一直變胖。該怎麼吃呢？

重點是吃了什麼，而不是吃了多少。這類型的人必須完全避開高脂肪高熱量的食物。若要補充蛋白質，建議多選擇魚類、蛋白和雞胸肉等，少吃紅肉類。

3. 我的骨架好像沒有很大，但身上卻有很多肉，這樣算是內胚型嗎？

通常脂肪多的人都是屬於內胚型。外胚型人只要努力運動，提升肌肉量就能成為中胚型人。同理可證，體脂肪高的內胚型人只要能降低體脂肪量，就能成為中胚型人。

配合身體狀況，
調整飲食控制和運動的比例

　　運動時，若能同步搭配飲食控制，就能更快達成設定的目標。不過，經常有人會問我，運動和飲食控制的比例該如何調整？我若直接回答6：4或7：3，其實一點意義都沒有。因為每個人的體質和目標身材都不一樣，所以這個答案也會因人而異。總而言之，重點不是運動和飲食控制的比例為何，而是要清楚知道自己的課題是什麼。

　　舉例來說，如果想和演員馬東石一樣，練出有壯碩肌肉和脂肪的身材，那麼對你來說，「運動」就比飲食控制還重要。吃得好再搭配運動，可舉起的重量和次數會更多，也就能讓身材變壯，力氣變大。因此，如果你設定的是這種目標，就應該花更多心思在運動上。若一定要我說個數字，運動佔6～7成，飲食控制佔3～4成。

　　如果目標是打造出偶像般的纖細體態，又該如何調整呢？如果你還想要肌肉有精緻線條和明顯腹肌的話，「飲食控制」就是必修課程。攝取過多脂肪和鹽分時，辛苦練出來的肌肉會被肥肉遮住。因此除了運動外，你需要花6～7成的心思在飲食控制上。

　　運動沒有標準答案。我們無法像用尺丈量長度一樣，說出一個精準的數字當成正確答案。根據目標和當下的狀態，運動方法和飲食控制都會因人而異。如果想練出壯碩肌肉，就好好吃飯並花更多心思在運動上。如果想要練出精實的身材和肌肉，就要多花心思在控制飲食上，並持續規律運動，才能得到好結果。我們只要了解這個概念，就不會再執著於那些無意義的數字上。

根據體型，
選擇適合的飲食方式

　　不同的體型除了使用不同的運動方式，以及調整運動和飲食控制的需求比例外，攝取飲食的方式也會不一樣。運動前、中、後各有不同的飲食攝取方式，碳水化合物和蛋白質的每日攝取量也不同。此外，進食的次數和營養素攝取比例也都要按照體型做出調整。

　　為了打造好身材，「吃什麼」固然重要，「怎麼吃」也非常重要。隨著飲食方式的改變，我們可以更快養出肌肉，消耗更多卡路里，運動能力也會隨之提升。由於每個人的生活方式都不同，早餐、午餐和晚餐的比重也不一樣。當你要調整飲食方式時，請參考以下的營養素比例，根據生活習慣調整早午晚餐的攝取量。

　　與其吃市售的營養補充劑，我比較建議經由一般飲食攝取蛋白質，但也不需過度執著在雞胸肉上。如果吃膩了乾巴巴的雞胸肉，偶爾也可以換換口味，選擇雞腿肉、里肌肉或烤雞作為替代方案。剛開始運動的人只要吃足需要的蛋白質分量即可，在還沒養成運動習慣前，不需要過度執著在飲食控制上。當我們開始對運動感到興趣，養成習慣後，再進行飲食控制即可，這就是能讓習慣持續下去的祕訣。

全身上下沒有什麼肉，看起來很瘦弱的**外胚型**

運動前 該怎麼吃？

運動前建議攝取水果這類可在短時間內被吸收的單純碳水化合物，而非馬鈴薯和地瓜這種需要較多時間才能被吸收的複合碳水化合物。熱透的香蕉屬於單純碳水化合物，運動前攝取可以提升力量的表現。

運動中 該怎麼吃？

由於基礎體力不好，剛開始運動時，運動表現能力會比較差。運動時，組間可以穿插伸展動作，休息 1 分鐘，再開始新的動作或組數。可攝取補充肌酸、BCAA 和胺基酸類的營養補充劑，運動起來效果更好。

運動後 該怎麼吃？

攝取香蕉、蘋果等吸收速度快的碳水化合物，或是高蛋白粉和雞胸肉奶昔等食物，防止運動後的熱量損耗。最好是在 30 分鐘內攝取碳水化合物，1 個小時內攝取蛋白質。這類型的人會擔心運動後掉體重，所以有些人會吃高卡路里或油炸速食。不過，我還是建議大家盡量少吃這類含有過多鹽分的食物。

一日營養比為何？

包含點心在內，一天吃 6 餐就能提供身體足夠的營養。

早餐	碳水化合物 7：蛋白質 3	**點心**	碳水化合物 5：蛋白質 5
點心	碳水化合物 2：蛋白質 8	**晚餐**	碳水化合物 4：蛋白質 6
午餐	碳水化合物 5：蛋白質 5	**點心**	碳水化合物 2：蛋白質 8

不會太胖也不會太瘦的中胚型

運動前 該怎麼吃？

如果想要練出精實身材，建議在空腹狀態下做重量訓練和有氧運動。如果想在目前的體態下，再多練出一點肌肉的話，運動前可以吃香蕉和水煮蛋白，補充蛋白質。雖然說中胚型人體重容易產生變化，屬於較容易練出肌肉的體質，但也有可能變胖，所以運動前吃的點心要避開高熱量食物。

運動中 該怎麼吃？

可攝取補充肌酸、BCAA 和胺基酸類的營養補充劑，運動效果更好。

運動後 該怎麼吃？

運動後，點心可選擇鮪魚沙拉或雞胸肉沙拉，同時補充蔬菜和蛋白質。飲食應避開脂肪，以蛋白質為主。比起營養補充劑，建議選擇雞胸肉和水煮蛋白等透過咀嚼來攝取營養的食物，這樣才會有飽足感。早餐的蛋白質可選擇搭配馬鈴薯、南瓜或地瓜等複合碳水化合物，晚餐的蛋白質可以選擇搭配花椰菜、菇類和高麗菜等富含纖維質的碳水化合物。

一日營養比為何？

包含點心在內，一天吃 6 餐就能提供身體足夠的營養。

早餐	碳水化合物 5：蛋白質 5	點心	蛋白質 10
點心	蛋白質 10	晚餐	碳水化合物 2：蛋白質 8
午餐	碳水化合物 2：蛋白質 8	點心	蛋白質 10

脂肪和肌肉量都很多，大骨架的內胚型

運動前 該怎麼吃？

建議攝取低脂低卡路里、富含營養且飽足感高的食物。這類型的人還是可以攝取燕麥、糙米和地瓜這類消化時間較長的碳水化合物，但須控制一日攝取量，1 公斤的體重建議攝取 1 克以下的碳水化合物。

運動中 該怎麼吃？

不需要再另外補充蛋白質或碳水化合物，建議空腹運動。

運動後 該怎麼吃？

避免攝取高脂的乳製品、酒、飲料、含糖食物和速食產品，多攝取雞胸肉、魚肉和水煮蛋白等這類代謝速度較快的蛋白質。內胚型的人蛋白質攝取量以目標體重為基準，1 公斤的體重攝取 1 克的蛋白質即可。不過，若是想成為中胚型或擁有壯碩肌肉的體型，1 公斤的體重要攝取 3 克以上的蛋白質。

一日營養比為何？

以一日基礎代謝量為基礎，包含點心，一天吃 5 餐，重點是少量多餐。

早餐 碳水化合物3：蛋白質7　　**點心** 蛋白質10

點心 蛋白質10　　**晚餐** 碳水化合物1：蛋白質9

午餐 碳水化合物2：蛋白質8

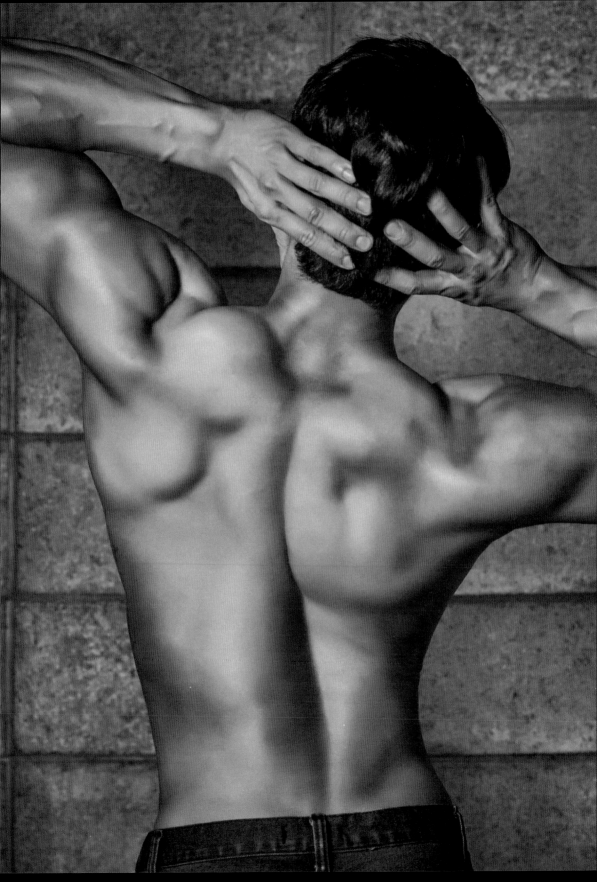

bulk up

史上最強
部位增肌法

站著做的暖身伸展動作

每個動作做5～10秒，重複2～3次，保持自然呼吸。
左右兩側都用一樣的方式進行。

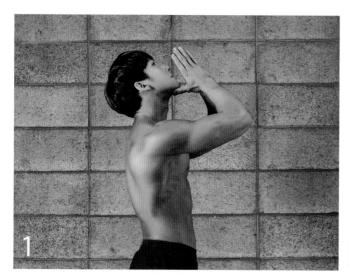

雙手拇指頂在下巴，頭部緩慢
往後仰。

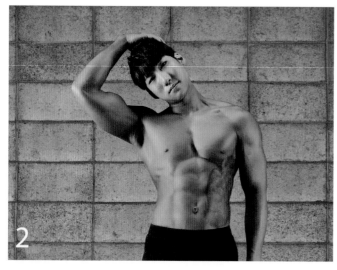

一手輕壓住頭，拉伸脖子的肌
肉。

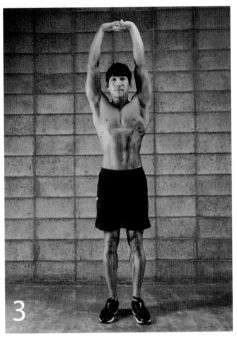

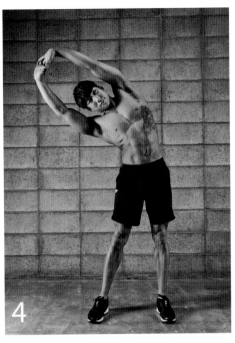

十指交扣，雙手舉到頭頂，拉長全身肌肉至最高點。

十指交扣，雙手輪流往左右伸展，拉長側腰。

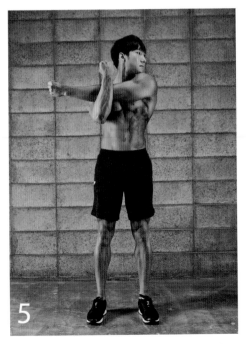

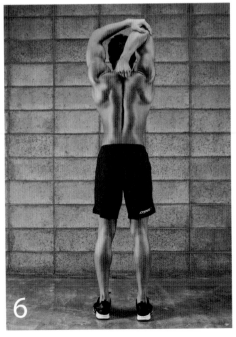

一手伸直手臂，一手彎曲扣住往內壓，伸展肩膀與背部肌肉，頭轉到對側方向。

一手抬高放在頭後方彎曲手肘，另一手壓住手肘，拉伸身體側邊。

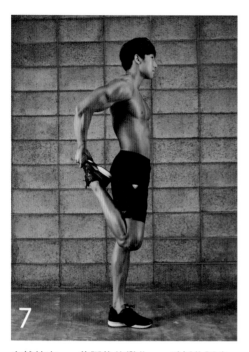

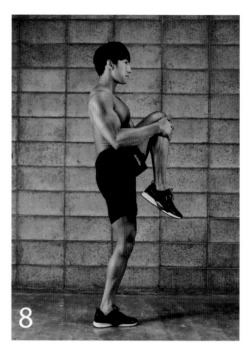

自然站立，一隻腳往後彎曲，一手抓住腳尖，往臀部方向拉，伸展大腿前側。如果覺得不好保持平衡，可以用另一隻手扶住牆。

自然站立，一手抱住同側膝蓋，拉往胸口方向，伸展大腿後側。如果覺得不好保持平衡，可以用另一隻手扶住牆。

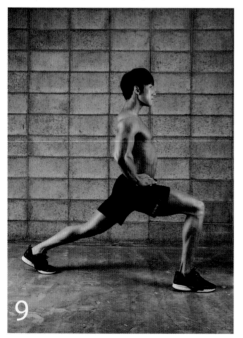

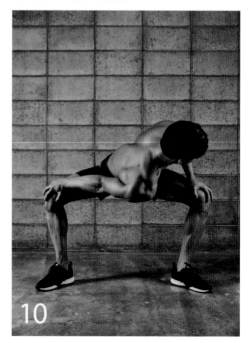

自然站立，一腳往後跨一大步，做出弓箭步姿勢，伸展小腿後側和大腿後側。

雙腳跨開一大步，距離比肩膀再寬一點，腳尖朝向斜前方。雙手放在膝蓋上，旋轉上半身，伸展腰部和髖關節。

在地板上做的放鬆伸展動作

每個動作做5～10秒，重複2～3次，保持自然呼吸。
左右兩側都用一樣的方式進行。

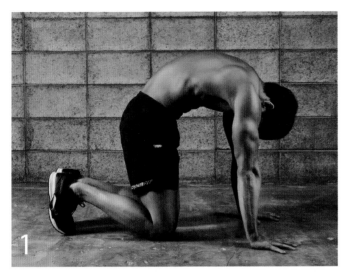

雙腳跪地，雙手與肩同寬，撐住地板，背部往上捲起，盡可能伸展背部和腰部。

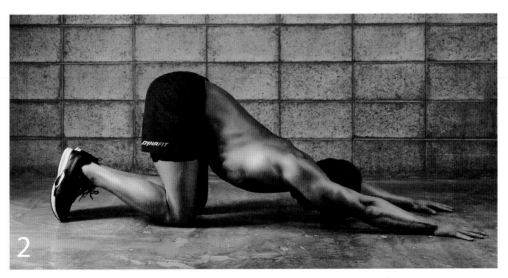

延續動作 1 的姿勢，雙手往前伸直。上半身下壓至地面，伸展背部。

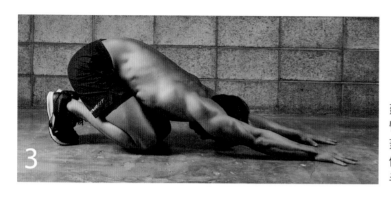

延續動作 2 的姿勢，
臀部往後靠近腳跟，膝
蓋整個跪在地板上，兩
側肩膀往下壓，感覺上
半身更靠近地面，。

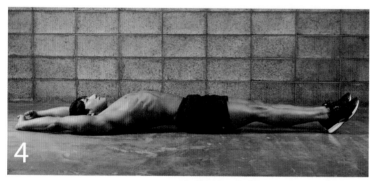

雙手往上伸展，拉長整
個身體。

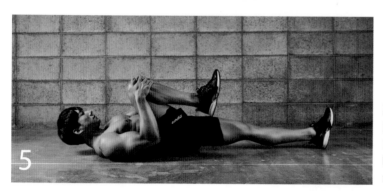

躺在地上，雙手抱住單
邊膝蓋，拉往胸口方
向，伸展大腿後側。此
時要盡量讓腰部和尾
椎緊貼在地板上。

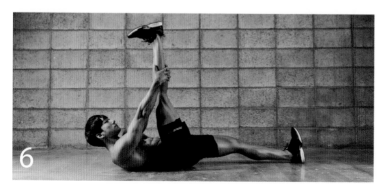

躺在地上，舉起一腳指
向天空，雙手環抱住小
腿，拉往胸口方向，伸
展大腿後側。

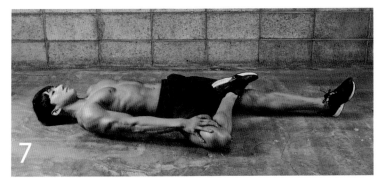

躺在地上，一腳彎曲放在另一腳的大腿上，同側手抓住彎曲腳的膝蓋，往地面下壓，伸展大腿內側。

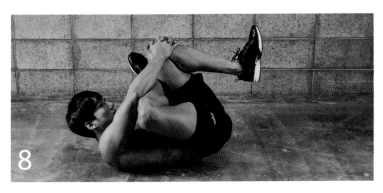

躺在地上，彎曲雙腳膝蓋，一腳彎曲放在另一腳的大腿上。雙手抱住膝蓋，拉往胸口方向，伸展大腿後側。

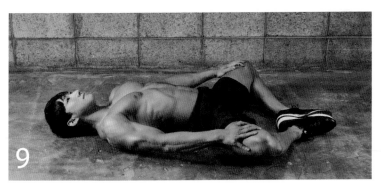

躺在地上，雙腳腳掌合十。兩隻手分別扶在左右腳的大腿內側，往地面按壓，伸展大腿內側肌肉。

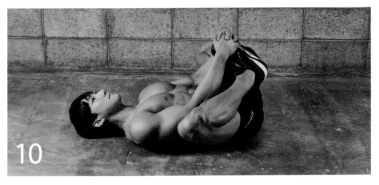

延續動作9的姿勢，雙手抓住合十的腳掌。往身體方向拉，伸展大腿後側和臀肌。

人體肌肉解剖圖

接下來，我將公開我的教學內容，介紹各個部位的運動方法。為了達到更好的運動效果，我們必須先確實瞭解訓練會使用到的身體部位。下方的人體肌肉解剖圖整理了使用頻率最高、大家都必須了解的肌肉部位，希望所有人在開始練習前都能熟悉這些部位。好，現在該做的事情就是燃燒脂肪，訓練全身肌肉了！

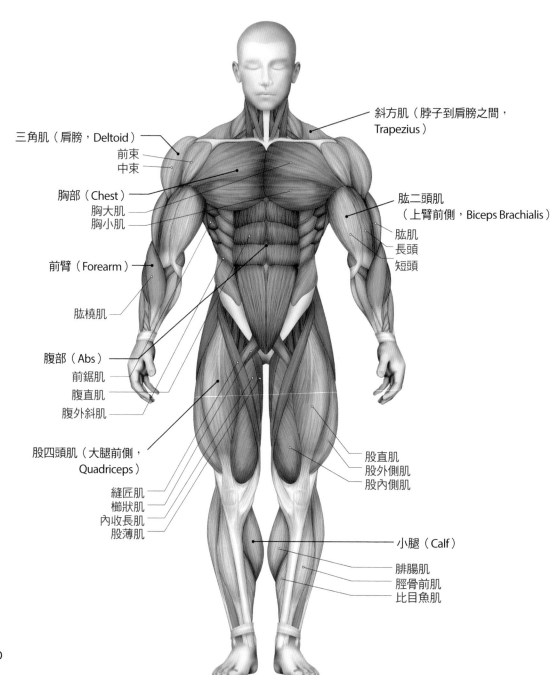

斜方肌（脖子到肩膀之間，Trapezius）

三角肌（肩膀，Deltoid）
前束
中束

胸部（Chest）
胸大肌
胸小肌

肱二頭肌（上臂前側，Biceps Brachialis）
肱肌
長頭
短頭

前臂（Forearm）

肱橈肌

腹部（Abs）
前鋸肌
腹直肌
腹外斜肌

股四頭肌（大腿前側，Quadriceps）

縫匠肌
櫛狀肌
內收長肌
股薄肌

股直肌
股外側肌
股內側肌

小腿（Calf）

腓腸肌
脛骨前肌
比目魚肌

Check 1 呼吸

一邊吸氣一邊放鬆肌肉，接著憋住氣，等過了肌肉收縮的最高點後吐氣。記得是使用鼻子呼吸，而不是嘴巴。舉例來說，我們一邊吸氣，一邊舉起槓鈴。舉到最高時（肌肉收縮的最高點）吐氣，然後再次吸氣，放下槓鈴。

Check 2 速度

肌肉放鬆時，放慢動作速度。肌肉收縮時，則用比放鬆時還快的速度做動作，請記得這個基本公式。舉例來說，放下槓鈴時，速度要慢。舉起槓鈴時，只要用比下放槓鈴還快一點的速度舉起即可。如果想要更強烈的刺激，可用比平常慢兩倍以上的速度做動作。

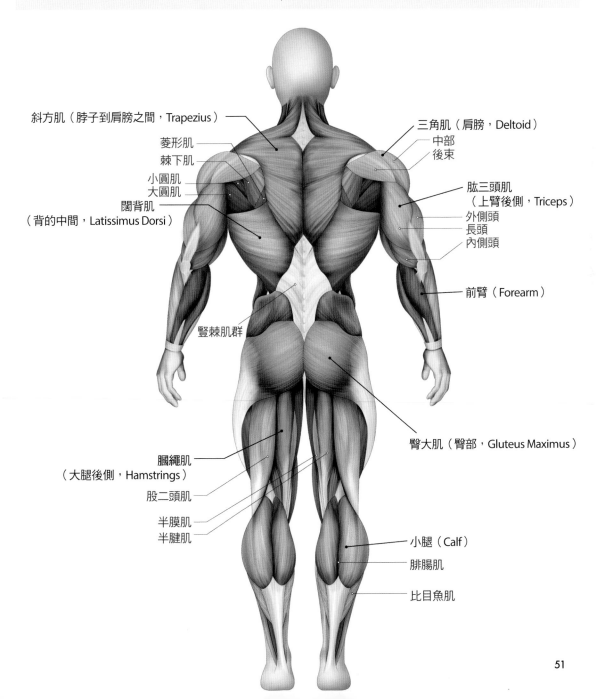

斜方肌（脖子到肩膀之間，Trapezius）

菱形肌

棘下肌

小圓肌

大圓肌

闊背肌
（背的中間，Latissimus Dorsi）

豎棘肌群

膕繩肌
（大腿後側，Hamstrings）

股二頭肌

半膜肌

半腱肌

三角肌（肩膀，Deltoid）

中部

後束

肱三頭肌
（上臂後側，Triceps）

外側頭

長頭

內側頭

前臂（Forearm）

臀大肌（臀部，Gluteus Maximus）

小腿（Calf）

腓腸肌

比目魚肌

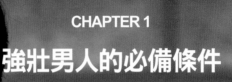

CHAPTER 1

強壯男人的必備條件

肩膀
Shoulder

終極目標是擁有寬大結實
線條鮮明的肩膀

對運動稍微有研究的人都懂得訓練肩膀的重要性，但真正做對的人卻非常少。有人做得要死要活，卻練不出想要的肩膀。也有人每次一照鏡子，就會因為覺得頭太大而深感壓力。更有人因為肩線下垂，給其他人一種意志消沉或小心眼的印象。如果你也有上述這些煩惱，那就代表是時候該來好好練肩膀了。

雖然骨架是天生的，但肌肉卻不是。透過運動，我們可以讓肩膀肌肉變得更發達。可以把窄小的肩膀練寬，也可以透過視覺效果縮小頭部的佔比，讓身體比例變得更加均衡。也就是說只要把肩膀練起來，就能完美掩蓋骨架本身的缺陷。

為了順利進行肩部訓練，我們必須先在腦海描繪出想要的肌肉形狀。不管做什麼運動，都要先有目標才能開始。如果想擁有散發男子氣概的寬廣肩膀，就要集中訓練正面和側面。如果追求的不只是寬肩，而是有立體感的結實南瓜肩，就要連後側一起訓練。

雖然說修飾缺點的方法有很多種，但肩部訓練的最終目標是練出寬廣、結實和俐落的肌肉線條，就像兩粒沉甸甸的大南瓜坐落在肩膀上一樣！在異性面前散發穩重的男性魅力，在同性面前展現出強壯形象，保證沒人敢隨便欺負你。

透過高強度實戰運動
快速達到設定目標

　　書中介紹的肩部運動包含了徒手訓練以及使用槓鈴和啞鈴的自由重量訓練。一定會有讀者感到好奇，為什麼相同的動作要分槓鈴和啞鈴兩種。總結來說，不同的道具在重量、平衡感和動作範圍等面向都有優缺點，我們要利用各自的優點，打造出目標身材。

　　槓鈴運動的優點是能「舉起更多的重量」，訓練時會用到整個肩膀的肌肉。若想讓肩膀更寬更有力氣，練出圓滾滾的椰子狀，就適合使用槓鈴做訓練。若想讓特定部位的肌肉膨脹或是雕刻細部線條的話，使用小重量多反覆動作的啞鈴會更有效果。

　　實戰時，不管你選擇使用哪一種道具，高強度的運動都會讓你嘗到宛如地獄般的滋味。接下來介紹的 13 個精選動作能幫助你集中訓練各個不同部位的肌肉。藉由這些動作，你可以集中火力在想要鍛鍊的部位上，更快速達到設定的目標。

先了解
肩膀構造

　　位於肩膀的三角肌是從身體前側的鎖骨連結到肱骨外側和部分肩胛骨。三角肌是讓肩膀呈現圓形狀的肌肉，當這條肌肉收縮時，我們能讓手臂做出外轉和向前、向後抬起的動作。具備解剖學基礎知識時，可以預防受傷，幫助我們做出正確的動作，因此了解肩膀構造很重要。

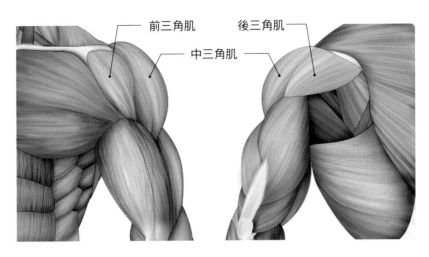

前三角肌　　後三角肌

中三角肌

肩膀肌肉解剖圖（正面）　　　　肩膀肌肉解剖圖（背面）

前三角肌

　　三角肌前束位於肩膀前側，和三角肌中束和後束一起連結到肱骨。在做「槓鈴肩推」或「啞鈴前平舉」，手臂前舉的動作時，前三角肌能讓上臂做出收縮的動作。

中三角肌

　　三角肌中束是一條非常重要的肌肉，它能決定肩膀的寬度和形狀。此外，這塊肌肉也能提升三角肌的肌肉分離度，打造出俐落的肩膀肌肉線條。中束位於三角肌的正中間，和前三角肌一樣連結到肱骨。做「側平舉」這類手臂往側邊舉起的動作時，主要使用到的就是這塊肌肉。手臂向前舉起時，則會使用到前三角肌和中三角肌。

後三角肌

　　三角肌後束始於背部的肩胛骨，一路連接到肱骨，把這塊肌肉練起來就能讓背影散發出穩重的感覺。不過，三角肌後束並不好練，需要正確訓練才能見到效果。做「啞鈴俯立側平舉」這類運動時，後三角肌扮演讓上臂抬起的角色。

根據部位目標
選擇訓練方式

整個肩膀

　　利用可以舉起大重量的槓鈴運動，訓練整個肩膀的力氣和達到肌肥大的效果。

　　推薦 槓鈴肩推（頁 60）、槓鈴頸後推舉（頁 62）

正面肩膀

　　把肩膀正面的肌肉練起來後，就可以讓上半身看起來不再瘦弱，顯得更加強壯。一起挑戰成為擁有壯碩肩線的堅強男子漢吧！

　　推薦 啞鈴前平舉（頁 74）、啞鈴直立划船（頁 72）

側面肩膀

　　透過小重量多次數的啞鈴運動，提升前三角肌和後三角肌的肌肉分離度，打造線條感十足的肌肉。手臂和肩膀的界線變得更明顯，且練大三角肌中束的話，就會感覺肩膀變得更寬。

　　推薦 啞鈴側平舉（頁 76）、啞鈴單邊側平舉（頁 78）

後面肩膀

所有男性都夢想擁有厚實、線條分明宛如南瓜外型一樣的強壯肩膀肌肉。把肩膀後側練起來，就能擁有立體寬厚的肩膀。

推薦 啞鈴俯立滑雪平舉（頁 82）、啞鈴俯立側平舉（頁 80）

訓練重點

1. 肩關節與位於骨盆深處的髖關節不同，它是活動度較好、但穩定性較差的部位。相較之下，肩關節受傷的風險較高。做肩部訓練時，重點是要一邊感受阻力，一邊維持雙肩平衡反覆做動作，不可以作弊，借助反作用力快速完成動作。

2. 如果一個動作做不到 5 下的話，代表那個重量對你來說太重了。當重量過重時，容易造成斜方肌代償效應，練不到三角肌，一定要多注意這一點。

3. 根據肌肉狀態設定運動目標。訓練時，建議先集中鍛鍊想加強的部位。舉例來說，如果你比較想練後三角肌，而不是前三角肌，你就先從後三角肌開始練起。

4. 做推舉運動時，要用肩膀出力，而不是手臂或關節。推起槓鈴和啞鈴時，如果能感受到一股從肩膀推出去的力量，就代表你成功了。

派克伏地挺身

派克伏地挺身是利用體重鍛鍊肩膀的動作。雖然雙手距離越窄，肱三頭肌的介入就越多，但可以讓斜方肌和三角肌間的界線變得更明顯。如果你追求的是有稜有角散發男性魅力的肩線，而非平順的肩線，這個動作就非常適合你。

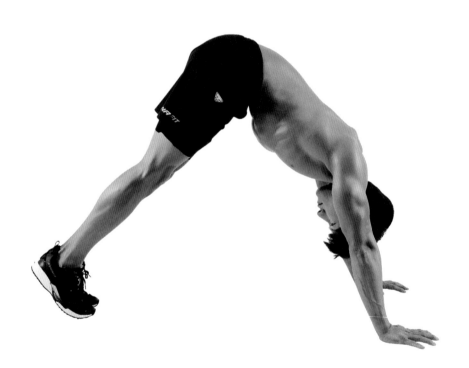

1 雙手與肩同寬撐在地上，踮起雙腳後腳跟，
臀部抬到最高的位置。

若想提高肌肉的阻抗力，可以把腳放到椅子上，反覆做動作。熟悉基礎動作後，可以逐漸抬高雙腳，最後甚至可以用倒立的姿勢做動作，變成特技表演。

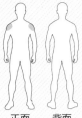

正面　背面

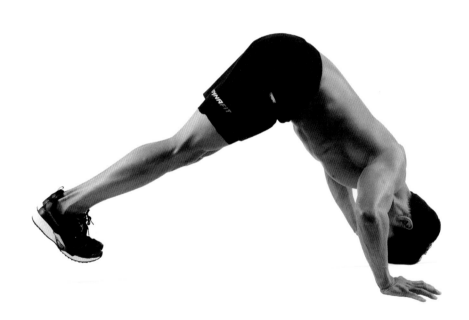

2 彎曲雙手手肘，在頭部快碰到地板的時候，再次伸直手臂，回到動作 1。重複動作 1 和 2。

槓鈴肩推

每個上健身房的人都會做這個動作。槓鈴肩推是鍛鍊肩膀最基礎且一定會學到的動作，可以訓練肩膀整體線條與增肌。雙手的握距改變時，刺激到的部位也會不一樣。使用窄握距（雙手與肩同寬）抓握住槓鈴重複動作，能讓前三角肌變得非常飽滿。

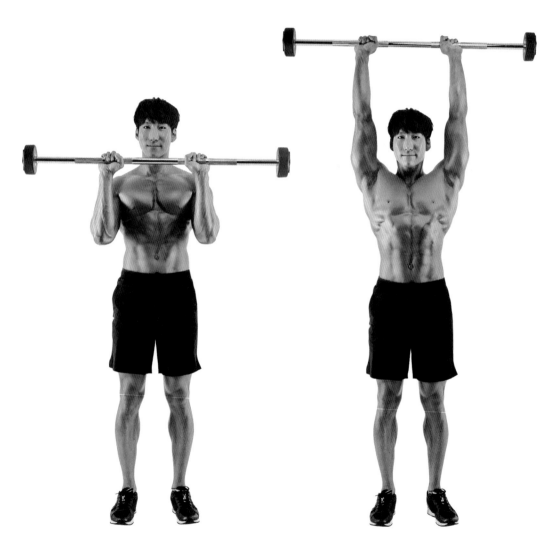

1 自然站立，雙腳與肩同寬，雙手正握住槓鈴，擺放在肩膀前方。此時注意不要過度彎曲雙手手腕。

2 雙手撐住槓鈴，手肘不向外打開，快速把槓鈴推到最高點再慢慢放下，回到動作 1。重複動作 1 和 2。

楊館長的教學重點

舉起槓鈴時，手肘如果向外打開會徵召到過多的肱三頭肌，影響前三角肌的訓練。這個動作的重點就是努力保持手肘不向外打開。舉起槓鈴後，注意槓鈴不要越過頭頂或到頭後方。

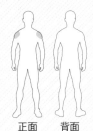

正面　背面

變化動作

如果想要極大化前三角肌的肌肥大效果，建議可以嘗試下面兩種抓握法。只有抓握的方式不同，其他動作都一樣。

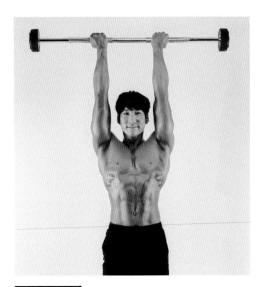

反握

可以刺激到前三角肌的深處，填滿肌肉縫隙，讓肩膀看起來更加厚實。

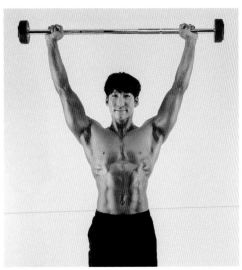

寬握距

這個握法可以讓我們舉起最大的重量，刺激整個前三角肌，讓肩膀變得更加壯碩。

槓鈴頸後推舉

這個動作只會用到三角肌前束的力量,可以讓前三角肌有爆發性的成長。雖然這個動作受傷的風險較高,但因為是能鍛鍊肩部肌肉的重要運動,所以相當有吸引力。

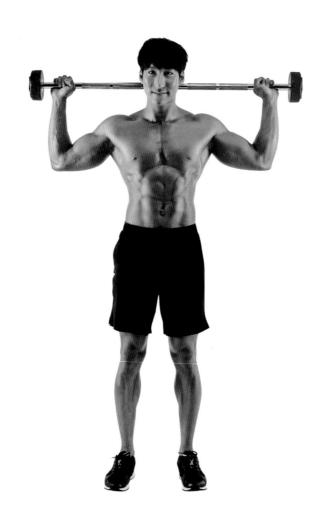

1 自然站立,雙腳與肩同寬,雙手以寬握距方式抓握住槓鈴,把槓鈴放到腦後,大約位於耳垂附近的高度。

穩定性差的肩關節做孤立式運動時，發生受傷和發炎的危險性都較高。
比起大重量，建議用小重量多次數的方式訓練，如此能降低受傷風險，
也能達到最好的運動效果。雖然全程做完動作的完成度最高，但這個動
作只需讓槓鈴降到耳垂高度即可，重點是讓肩膀肌肉持續保持緊繃感。

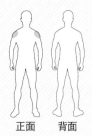

正面　　背面

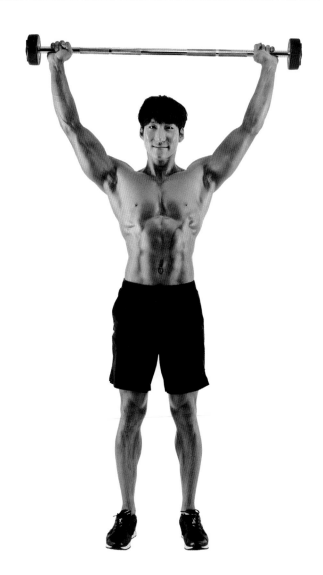

2 快速將槓鈴舉到最高點，再慢慢放下，回到動作 1。
重複動作 1 和 2。

槓鈴前平舉

為了避免斜方肌的介入，通常我們做這個動作時，只會把槓鈴舉到眉毛的高度。不過，當我們把槓鈴舉超過頭部高度時，雖然會徵召到斜方肌，卻也能給予肩膀肌肉更大程度的刺激。

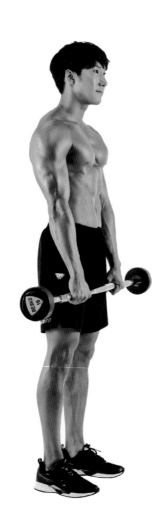

1 自然站立，雙腳與肩同寬，雙手正握抓起槓鈴，放在大腿前面。
稍微彎曲手肘，腰和背稍微向前傾斜，能更容易刺激到前三角肌。

楊館長的教學重點

動作中,若把手臂整個打直,會變成關節出力,而不是使用肩膀肌群的力量。因此,我們要稍微彎曲手肘,讓前三角肌平均出力。反握抓法能夠集中刺激前三角肌,鍛鍊出壯碩的肩膀。槓鈴下放時,肌肉受到的刺激更多,請放慢速度,把專注力放在肌肉上。

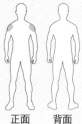

正面　　背面

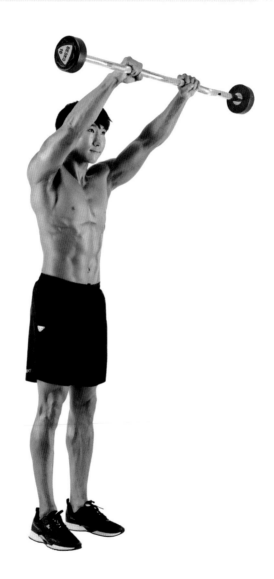

2 快速舉起槓鈴,高過頭部後,再慢慢放下,回到動作 1。
重複動作 1 和 2。

槓鈴直立划船

槓鈴直立划船能有效訓練斜方肌和三角肌。如果想多訓練三角肌，動作時，上半身可以稍微向前傾，用窄握距的方式抓握槓鈴。提高前三角肌的徵召度，把正面肩膀練得更加壯碩結實。

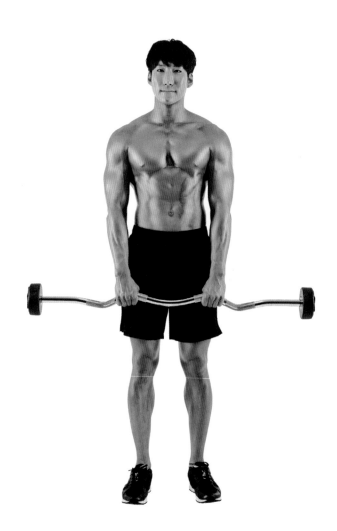

1 自然站立，雙腳與肩同寬，雙手正握抓起槓鈴，放在大腿前面。腰和背稍微向前傾斜，能更容易刺激到前三角肌。

這個動作是專門用來訓練斜方肌，握住槓鈴的雙手盡可能貼近身體，感覺胸口向後打開，反覆舉起和放下槓鈴。反之，當握住槓鈴的雙手遠離身體，上半身向前傾，反覆做動作時，可以降低斜方肌的介入，平均鍛鍊正面肩膀肌群。

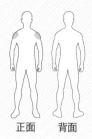

正面　背面

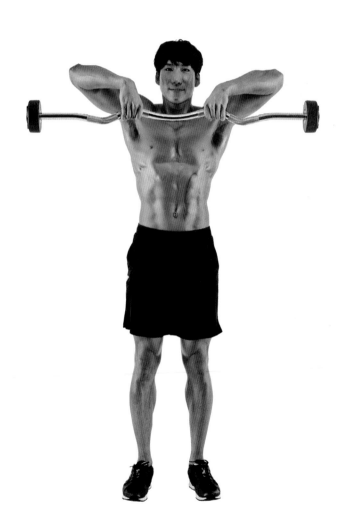

2 手肘向外打開，快速舉起槓鈴至上胸的高度，再慢慢放下，回到動作1。這個動作的重點是手肘的高度要永遠比手腕高。重複動作 1 和 2。

啞鈴肩推

如果你想在一個月內練出渾圓壯碩的肩膀,那就一定要練習對握法的啞鈴肩推。這個動作能讓斜方肌和中三角肌的介入降到最低,打造出宛如椰子般,又大又硬的渾圓肩膀。

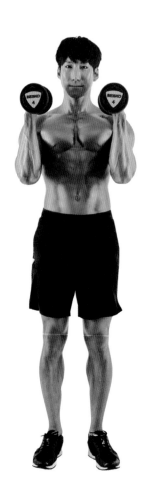

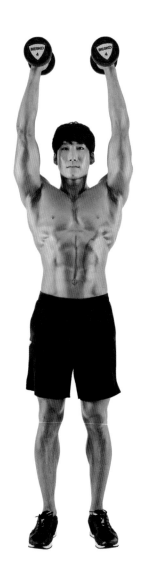

1 自然站立,雙腳與肩同寬,雙手對握住啞鈴,放在肩膀前面。

2 用肩膀發力,把啞鈴推到頭頂上方,再慢慢放下,回到動作 1。重複動作 1 和 2。

楊館長的教學重點

使用對握方式做推舉時，能把前三角肌練得更大更立體。如果你之前拚死拚活加重量練肩膀，肌肉卻還是練不起來，請相信楊館長，「一定」要用對握法做做看這個動作。

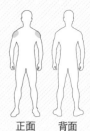

正面　　背面

變化動作

如果想把肩膀正面練到極度飽滿，推薦使用下面兩種抓握法。
只有抓握方式不同，其他動作都相同。

反握

刺激前三角肌的深層肌肉，填滿肩部凹陷的縫隙，讓肌肉呈現渾圓狀。

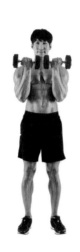

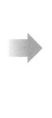

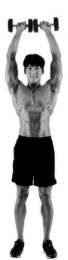

正握

給予前三角肌整體的刺激，讓正面肩膀的肌群均衡發展。

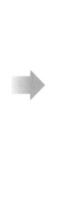

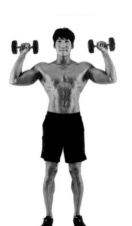

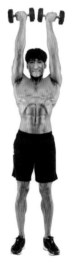

啞鈴阿諾推舉

用前三角肌發力,手腕向內旋轉並抬起,可以增加前三角肌和中三角肌的分離度,練出細緻的肌肉線條。

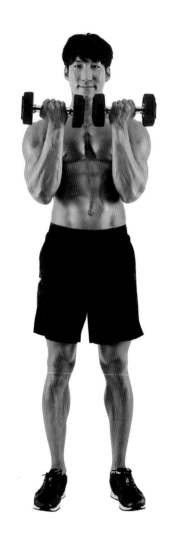

1 自然站立,雙腳與肩同寬,雙手反握住啞鈴,放在肩膀前面。

舉起雙手時，啞鈴的距離越遠，肩膀受到的刺激就越小。集中注意力讓兩個啞鈴的距離維持在1公分左右，雙手與地面垂直。雙手舉到最高點時，手肘不要完全伸直是這個動作的最大重點，因為當我們打直手肘時，肌肉就會呈現放鬆狀態。

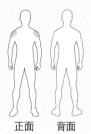

正面　背面

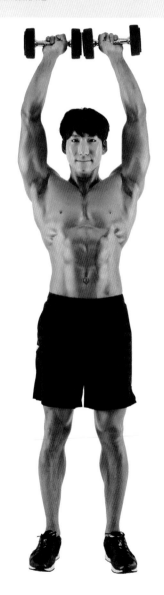

2 手腕向內旋轉，快速舉到頭頂後，再慢慢放下，回到動作 1。
重複動作 1 和 2。

啞鈴直立划船

啞鈴直立划船能有效訓練斜方肌和三角肌,但如果想多訓練三角肌,
上半身可以稍微向前傾,反覆動作即可。比起槓鈴,使用啞鈴做直立
划船時,可以降低手腕關節的負擔,也能讓雙手肌肉均衡發展。

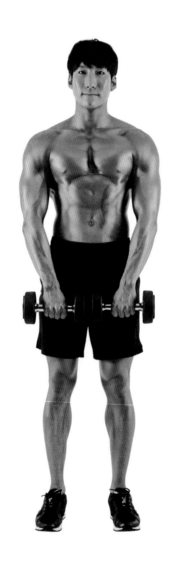

1 自然站立,雙腳與肩同寬,雙手正握住啞鈴,放在大腿前方。
腰和背稍微向前傾斜,能更容易刺激到前三角肌。

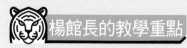
啞鈴和槓鈴不一樣,當我們使用啞鈴運動時,可以任意改變手腕和
手肘的角度,降低關節的負擔。如果你的肩膀特別僵硬,建議用啞
鈴取代槓鈴做這個動作。

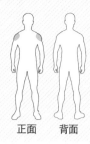

正面　　背面

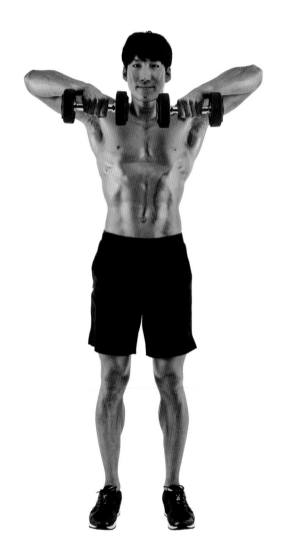

2 手肘向外打開,快速舉起啞鈴至上胸的高度,再慢慢放下,回到
動作 1。這個動作的重點是手肘的高度要永遠比手腕高。
重複動作 1 和 2。

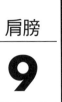

肩膀

9

啞鈴前平舉

用對握的方式舉起啞鈴，反覆前平舉動作能鍛鍊前三角肌，讓肌肉變得更飽滿。大拇指向外轉15度舉起啞鈴，可以孤立前三角肌，進行集中訓練。

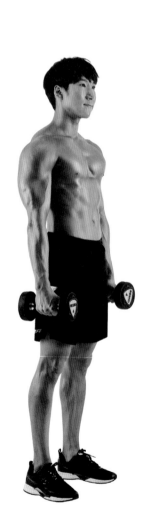

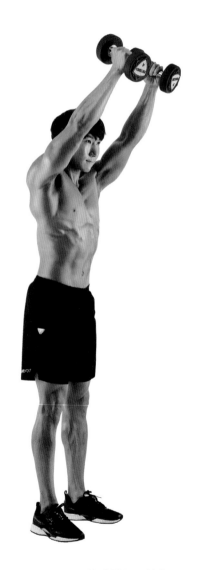

1 挺直腰背站好，雙腳距離比肩膀稍微寬一點。雙手對握舉起啞鈴，放在大腿兩側。

2 手肘微微彎曲，快速舉起啞鈴後，再慢慢放下，回到動作 1。重複動作 1 和 2。

若雙臂完全伸直鎖死時，會變成關節出力，而不是使用肩膀肌群的力量。因此手肘不向外張開，而是讓手肘朝向地板方向微微彎曲，才能給予肩膀正面肌群最多的刺激。

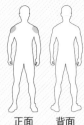

正面　背面

變化動作

如果想把肩膀正面練到極度飽滿，推薦使用下面兩種抓握法。
只有抓握方式不同，其他動作都相同。

反握

刺激前三角肌的深層肌肉，填滿肩部凹陷的縫隙，讓肌肉呈現渾圓狀。

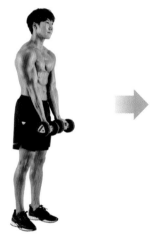
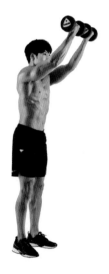

正握

給予前三角肌整體的刺激，讓正面肩膀的肌群均衡發展。

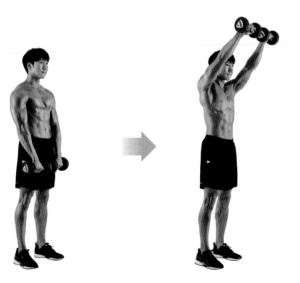

啞鈴側平舉

根據完成動作手腕和手臂的方向，使用到的肌肉會有些微的不同。因此，我們可以藉由這個動作，精細雕刻肩膀的肌肉線條。可以讓三角肌整個膨脹起來，也能增加中三角肌的分離度，讓身體線條變得更有立體感。

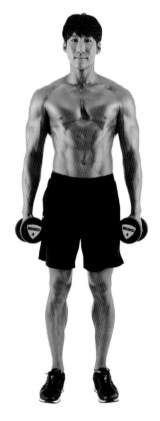

1 自然站立，雙腳與肩同寬，雙手對握住啞鈴，放在大腿兩側。此時，雙臂不要黏在身體上，與軀幹保持一定距離，肌肉持續發力。

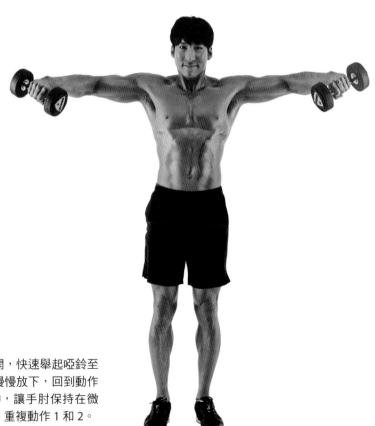

2 雙手朝左右打開，快速舉起啞鈴至肩膀高度，再慢慢放下，回到動作1。動作過程中，讓手肘保持在微微彎曲的狀態。重複動作1和2。

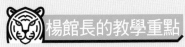

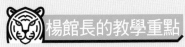楊館長的教學重點

做這個動作時，腦袋裡要想著抬起手肘，而不是舉起啞鈴。進入完成動作時，一定要記得啞鈴的位置永遠都要比手肘低，這樣才能徵召到最多的中三角肌。啞鈴舉得過高時，會徵召到斜方肌群。

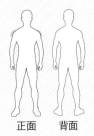

正面　　背面

變化動作

改變完成動作的手臂高度或手腕方向，可以均勻刺激肩膀肌肉，
打造出鮮明、具有立體感的肌肉線條。

朝左右舉高至45度

這個動作可以讓肩膀側面和肱肌的界線變得更明顯。做動作 1 時，伸直手臂，手背下壓，雙手朝左右兩側張開，舉高至 45 度為止。反覆這個動作。

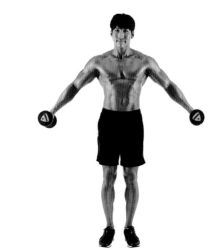

手背朝前舉起

這個動作可以讓肩膀側面和後面的那條界線膨起，讓肌肉看起來更壯碩。舉起雙手至肩膀高度的同時，向內轉動手背，使之朝向正前方。放下雙手時，要往臀部後方放下。反覆這個動作。

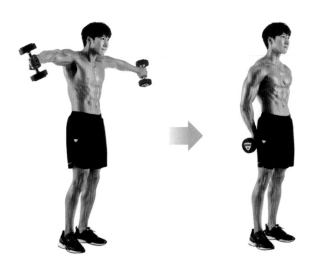

77

啞鈴單邊側平舉

身體重心倒向一邊,單手舉起啞鈴,若想強烈收縮中三角肌就非常適合做這組動作。可以挑選適當的重量做高次數訓練,雕刻出線條細緻的肌肉。這個動作是孤立式運動,集中訓練的效果很好。

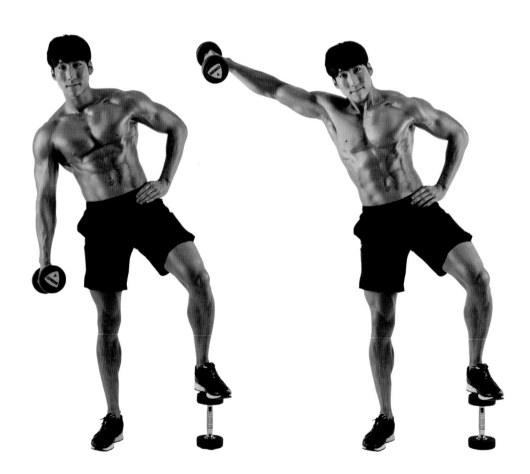

1 自然站立,一腳踩在支撐架上,重心放在另一隻腳上。單手用對握方式握住啞鈴,放在大腿旁邊。

2 不改變身體重心,快速將啞鈴舉到肩膀高度,再慢慢放下,回到動作1。重複動作 1 和 2。

楊館長的教學重點

為了讓肌肉持續發力，放下手臂時不可以與身體貼合。基本動作是手肘微微彎曲舉起手臂，但若把手臂整個伸直，能給肌肉全新的刺激。這個動作可提升肩膀和斜方肌間的分離度，讓肌肉出現溝痕，肩膀上方會看來更豐滿。這個動作可能會造成關節負擔，建議進行小重量多次數的反覆訓練。

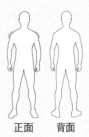

正面　　背面

變化動作

如果想讓肩膀看起來更壯碩，推薦使用下面兩種抓握法。
只有抓握的方式不同，其他動作都一樣。

反握

刺激肩膀上方到前三角肌的肌肉。

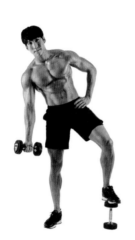

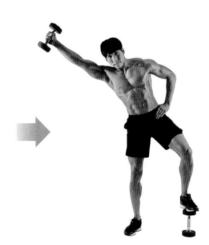

正握

刺激肩膀上方到中三角肌的肌肉。

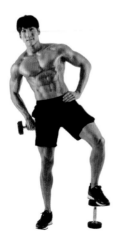

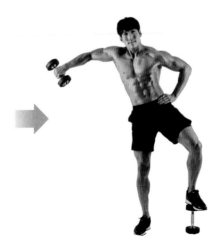

啞鈴俯立側平舉

啞鈴俯立側平舉能有效訓練後三角肌。但在上半身前傾到與地板接近
水平狀態下，夾緊肩胛骨會徵召過多的斜方肌和菱形肌，無法正確刺
激到後三角肌。這個動作的重點是盡量減少其他肌肉的介入，把注意
力放在後三角肌上。

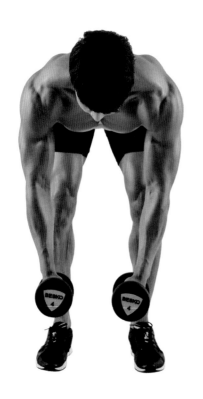

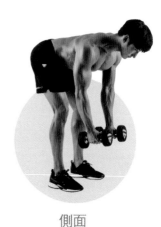

側面

1 自然站立，雙腳與肩同寬，上半身前傾。手肘微彎對握住啞鈴，
放在小腿前方。雙腳膝蓋微彎，穩定身體重心。

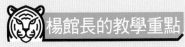 楊館長的教學重點

啞鈴俯立側平舉光是預備姿勢就有可能造成腰椎壓力，對初學者來說是較為困難的動作。必須控制核心肌群和保持身體平衡，集中鍛鍊後三角肌。

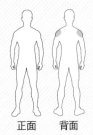

正面　背面

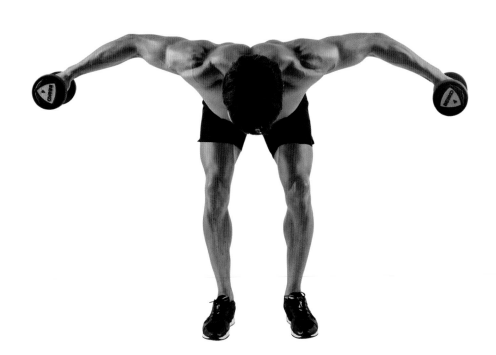

2 雙手往身體左右兩側張開，快速舉到肩膀高度再慢慢放下，回到動作1。做動作時，保持腰部打直不下凹，手肘微彎的狀態。重複動作1和2。

啞鈴俯立滑雪平舉

雖然說啞鈴俯立側平舉能有效訓練三角肌，但卻有許多人不會使用正確的肌肉發力。主要原因是比起肩膀後側，容易徵召到更多的背部肌肉。於是，我想出了這個動作，就算肩膀關節不夠穩定也不會受限，能好好集中訓練後三角肌。

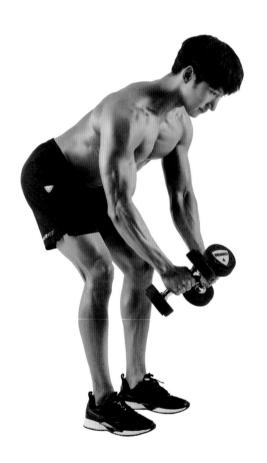

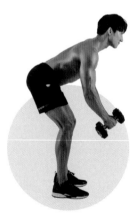

側面

1 自然站立，雙腳與肩同寬，上半身向前傾斜 45 度。稍微彎曲手肘，雙手正握住啞鈴，放在膝蓋前面。雙腳膝蓋微微彎曲，穩定身體重心。

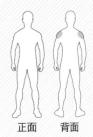

正面　　背面

背部運動中的啞鈴俯身反向飛鳥和啞鈴俯立側平舉是相同動作，初學者大多會使用到背部肌群，而非肩部肌群發力。為了讓初學者感受到肩部肌肉的發力感，我改變了啞鈴俯立側平舉的動作，設計出啞鈴俯立滑雪平舉這組動作。

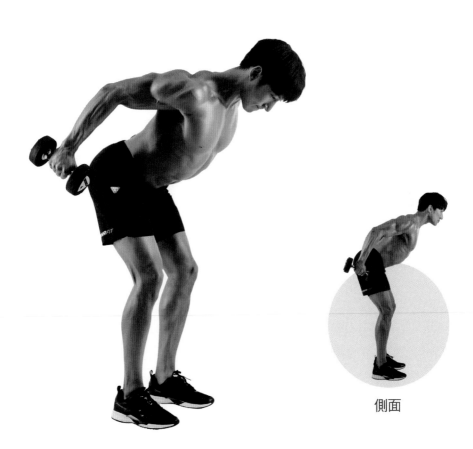

側面

2 想像自己在滑雪，雙手快速往後方推，再慢慢放下，回到動作 1。
做動作時，保持腰部打直不下凹，手肘微彎的狀態。重複動作 1 和 2。

CHAPTER 2

像穿上盔甲般，散發壯碩魅力

胸部
Chest

挑戰厚實飽滿
線條鮮明的完美胸型

許多人都嚮往能擁有散發著男子氣概的寬闊胸膛，但這可不是單純指胸肌的大小。寬闊胸膛需要符合以下三項條件：適當的大小、結實有彈性和俐落鮮明的肌肉線條。換句話說，飽滿、彈性和線條是打造男人完美胸型的必要條件。

胸大肌是人體中的大肌群之一，許多人把胸大肌當成一整塊肌肉，但其實可以再細分成上胸、中胸和下胸。不同的動作可以集中訓練胸肌的上中下三個部位，透過擴張和收縮的過程，胸肌會變得更加飽滿有彈性，打造出俐落線條。

雖然平時沒事不會露出胸肌，但當我們穿上貼身襯衫時，胸部絕對是最受人矚目的部位。跟平坦胸型的人相比，飽滿結實俐落的胸肌能撐起外衣線條，讓身形看起來更好。簡單來說，要撐起上半身的線條，胸肌扮演了最重要的角色。

打造理想胸型
的各種動作

大家或許會覺得只要是男人就會想擁有壯碩厚實的胸肌，但事實證明並非如此。關於身形這件事，每個人的喜好都不盡相同。如果一味追求大胸肌，反而可能讓身形因此變得難看。

開始運動前，要先決定好心目中的理想胸型，並選擇合適的訓練動

作。根據理想胸型做不同角度的訓練，如此一來，我們可以練出從上胸就很飽滿的厚實胸膛，也可以練出雖然扁平，但下胸線條俐落的胸肌。

本書介紹的 15 個胸部運動，囊括了能增大胸大肌的動作，隨著角度改變集中訓練上中下胸的動作，以及能夠精細雕刻胸部線條的各種運動。以臥推為例，除了基礎臥推，我也會一併介紹上斜臥推和下斜臥推，讓胸肌的上中下部位都能均衡發展。

如果不想要胸肌太過突出，只想要下胸線條明顯的胸型，就要多做雙槓撐體或下斜類型的動作，少做上斜和平臥類型的動作。如果想要增大胸肌尺寸的話，則可以多做平臥類型的大重量訓練。如果想讓上胸鼓起或是打造鮮明線條的話，做小重量高次數的反覆訓練最有效。只要懂得活用不同種類的動作，就能練出理想體態，把不足的部分補起來，每個人都能打造出自己心目中的理想胸型。

先了解
胸部構造

胸大肌是位於胸部的一塊肌肉，起始點位於鎖骨、胸骨和肋骨，延伸至手臂肱骨，這塊巨大的扇形肌肉寬闊覆蓋在我們的胸部上。以胸骨為中心，胸大肌是左右對稱的兩塊肌肉。次於大腿和背部肌肉，胸大肌是人體中第三大的肌肉。雖然胸大肌是一整塊大肌肉，但可以再被細分成上胸、中胸和下胸。做不同動作時，使用到的部位也不一樣。

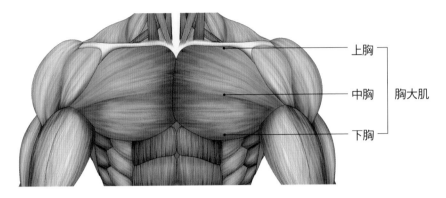

上胸

中胸　胸大肌

下胸

胸部肌肉解剖圖（正面）

上胸

　　上胸又被稱為鎖骨部，肌肉起始點位於鎖骨內半部。肱骨朝身體方向旋轉時、手臂朝上舉起時，或臥推朝上推舉時，都會使用到這塊肌肉。鍛鍊上胸可以讓胸肌看起來更大更飽滿。

中胸

　　中胸的肌肉始於胸骨，止於肱骨，是位於胸大肌中間的肌肉。這塊肌肉和胸骨連結在一起，訓練胸部內側的話，可以讓胸肌更加集中不外擴，增加胸肌分離度。因為它從胸骨延伸至手臂，所以當肌肉長度變短時，肱骨和胸骨的距離會縮短，出現圓肩的現象。平時我們就要注重伸展，避免發生肌肉長度變短的狀況。

下胸

　　下胸的肌肉始於肋骨，止於肱骨。這塊肌肉與腹部相連，訓練下胸肌肉可以讓胸部和腹部界線變得鮮明，打造出線條俐落的胸肌。

根據部位目標
選擇訓練方式

胸部整體

如果想擁有厚實胸膛，能舉起大重量的槓鈴運動可訓練到整個胸肌，是最有效的增肌方式。

推薦 槓鈴臥推（頁 102）

上胸

如果目標是希望胸肌從上胸開始就呈現飽滿狀，你可以選擇能夠舉起大重量的槓鈴運動和能夠進行多組數的啞鈴運動。透過這些運動就能打造出傲人的上胸。

推薦 上斜槓鈴臥推（頁 104）、上斜啞鈴臥推（頁 110）

中胸（內側）

如果目標是希望胸部內側能有明顯的胸溝，就要訓練中胸部位。中胸肌肉起始點位於胸骨，只要鍛鍊這個部位，讓胸部內側的肌肉膨脹起來，線條就會變得立體明顯。反覆做讓雙手往內側集中的動作，我們就能練出以胸骨為中心，擁有明顯胸溝的立體胸型。

推薦 平臥啞鈴飛鳥（頁 114）

下胸

很多人都覺得下胸的肌肉很難練。下胸和腹部界線分明的胸型和平坦的胸型，兩者放在一起比較時，帶給人的視覺效果差很多。胸肌看起來會更厚實，肌肉也會更有線條感，大家一定要把這塊肌肉練起來。

推薦 下斜槓鈴臥推（頁 106）、下斜啞鈴臥推（頁 112）

胸外側

只要改變臥推時的抓握法，就能刺激胸外側的肌肉，打造出厚實寬廣的胸膛。

推薦 槓鈴臥推（寬握距）（頁 102 ）、上斜槓鈴臥推（寬握距）（頁 104 ）、下斜槓鈴臥推（寬握距）（頁 106 ）

訓練重點

1. 如果你經常使用智慧型手機和電腦，卻沒有確實做胸部伸展運動的話，胸大肌的長度會變短，出現圓肩的狀況。如果一直不肯改正姿勢，就算做再多的胸部運動，把肌肉練得再大，我們也無法呈現出好的體態。

2. 運動前，如果伸展得不夠徹底，肌肉有可能會無法達到正常的可動作範圍。如此一來，我們將無法好好鍛鍊胸肌，反而可能變成正面肩膀或肱三頭肌運動。因此運動前，我們一定要把伸展做好做滿。

3. 做胸肌運動時，要特別注意手肘和肩膀的位置。手肘或肩膀過分彎曲超出背部時，肩膀附近肌肉受傷的風險會變大，一定要多加注意。

4. 根據自身肌肉狀態，設定適當的運動目標，並從需要集中訓練的部位開始做運動。舉例來說，如果想讓下胸的線條變得更明顯，安排課表時不需想太多，先從下胸運動開始練就對了。

5. 做飛鳥類型動作時，一定要選擇自己有十足把握的重量。因為和臥推動作相比，飛鳥運動較難集中注意力，所以一定要選擇能集中注意力在肌肉上的重量，千萬不要太過貪心。

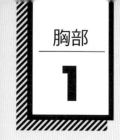

伏地挺身

伏地挺身是訓練胸肌最基本且最有效的動作。雙手距離較遠時,可以訓練胸大肌外側。雙手距離較近時,可以訓練內側肌肉。如果想改善下垂的側胸線條,就讓雙手離遠一點。如果想練出結實的胸溝,就讓雙手靠近一點。

1 雙手撐地,距離比肩膀稍微寬一點。
讓手肘和膝蓋維持在伸直的姿勢。

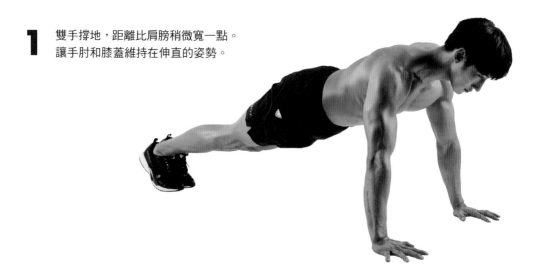

2 慢慢彎曲雙手手肘,頭部快要碰到地板前,再次伸直手臂。反覆此動作。

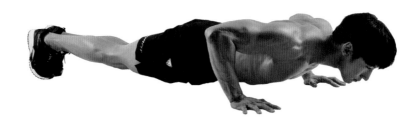

楊館長的教學重點

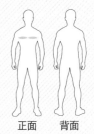

雙手如果是撐在肩膀正下方，可以集中訓練胸肌上半部和肩膀正面。
如果把雙手放在胸口兩側，可以刺激到更多胸肌。雙手越往外打開，
越能有效刺激胸外側的肌肉。雙手向內靠攏，則會徵召到胸部內側肌
肉和肱三頭肌。這動作的重點是要讓身體從頭到腳保持在一直線上。

正面　　背面

變化動作

如果覺得伏地挺身太難了，可以用膝蓋跪地的方式進行。如果膝蓋跪地還是做不起來的話，可
以讓全身靠在地板上，利用踢腳的反作用力完成動作。分散力量後，即便是初學者也能輕易跟
上動作。等到熟悉動作後，再做回原本的基本動作即可。

跪姿伏地挺身

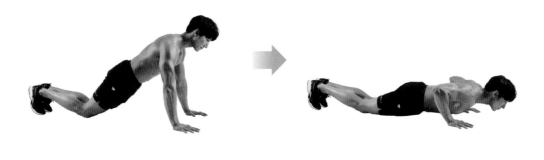

貼地伏地挺身

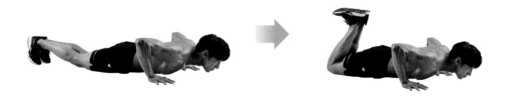

上斜伏地挺身

上斜伏地挺身是伏地挺身的變化式，抬高上半身角度的運動方法。這個動作可以刺激下胸部位，改善下垂的胸部線條。原本和腹部連成一塊的平坦胸部，線條可以變得更明顯，打造出壯碩的胸肌。

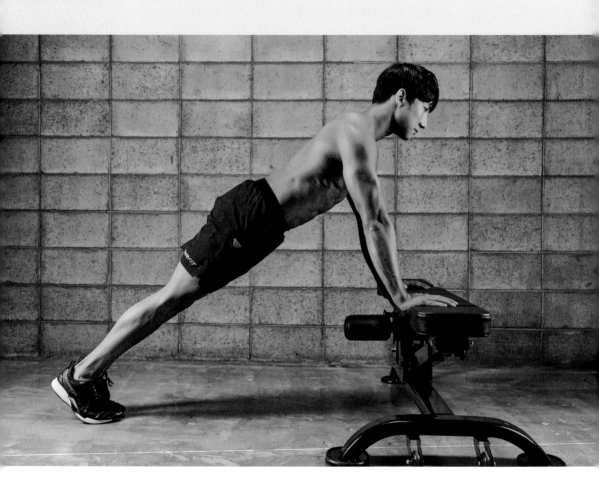

1 雙手撐在臥推椅或椅子上，距離比肩膀稍微寬一點，
讓手肘和膝蓋維持在伸直的姿勢。

楊館長的教學重點

讓身體從頭到腳維持在一直線上,身體和地板最適當的角度是45度。如果覺得45度做起來有困難,可以選擇高一點的椅子。角度越大,動作做起來越輕鬆。這裡再告訴大家一個小祕訣!如果想加強訓練下胸線條,可以用反握法撐在椅子上。

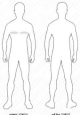

正面　　背面

2 慢慢彎曲雙手手肘,在胸部快要碰到椅子之前,再次伸直手臂。反覆此動作。

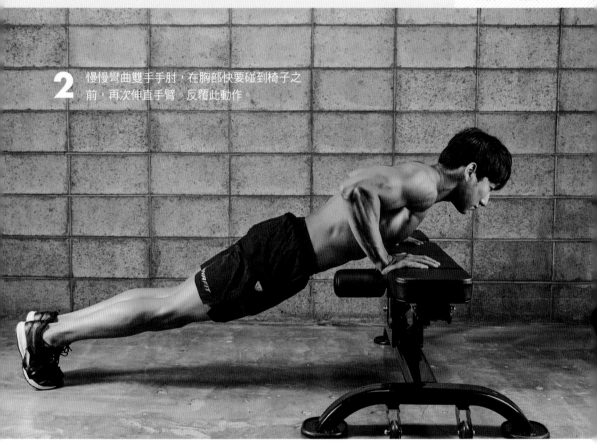

變化動作

除了改成反握法外,其他動作都一樣。

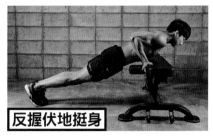

反握伏地挺身

如果想要加強雕刻下胸線條,可以用反握法進行訓練。

下斜伏地挺身

與上斜伏地挺身相反,下斜伏地挺身是把雙腳放在高處的伏地挺身變化式。雙腳抬得越高,上胸的徵召感就越強。如果你因為上胸過於平坦而感到煩惱,想要讓胸部線條更飽滿的話,規律做下斜伏地挺身的效果會很好。

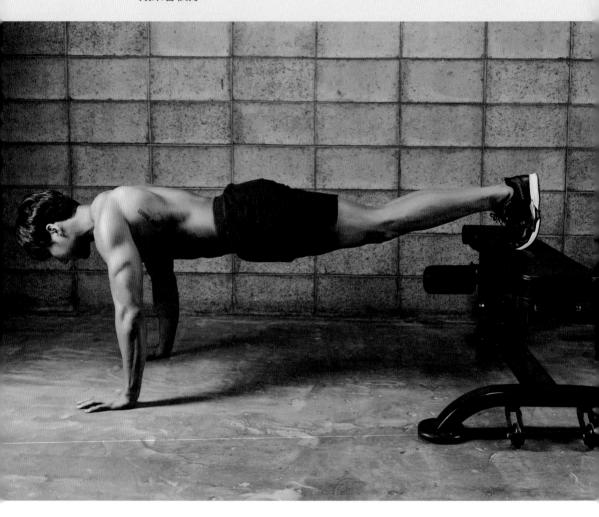

1 雙手撐地,距離比肩膀稍微寬一點,雙腳抬到臥推椅上。
此時,伸直手肘和膝蓋,讓身體保持在一直線上。

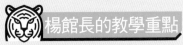
先從高度較低的椅子開始練習，再慢慢改變手的位子和手肘的角度，運動效果會跟著增強。

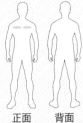

正面　　背面

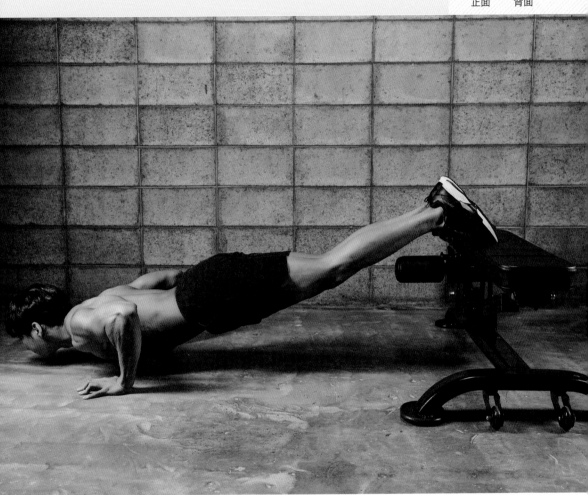

2 慢慢彎曲雙手手肘，當頭快要碰到地板時，再次伸直手臂。
反覆此動作。

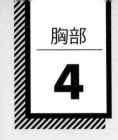
擊掌伏地挺身

預備姿勢與基礎伏地挺身相同,雙手用力推起身體,在空中拍手後,再次回到起始位置。擊掌伏地挺身是一個需要瞬間爆發力的動作,因為需要在短時間內展現強大肌力,大幅增加了上半身的肌肉疲勞度。這個動作不只可以讓胸肌變大變結實,也能有效提升上半身的整體肌力。

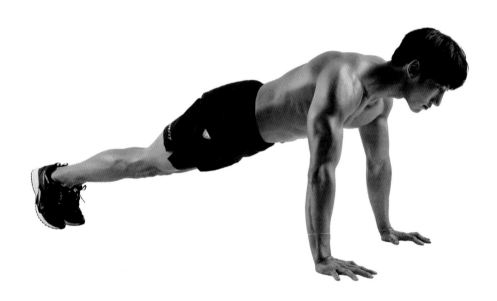

1 雙手撐地,距離比肩膀稍微寬一點。
此時,伸直手肘和膝蓋,後腳跟離開地面。

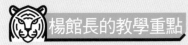

如果想要提高難度，可以增加空中拍手的次數。

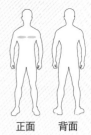

正面　　背面

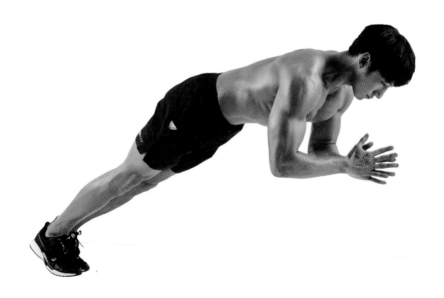

2 像做伏地挺身一樣，身體快速往下降時，雙手用力推地板，讓手掌暫時離開地面。此時趁機拍手，接著雙手再次撐回地板，回到動作 1。重複動作 1 和 2。

胸部

5

移動式伏地挺身

身體左右移動的同時做伏地挺身。移動身體時，同時刺激肱三頭肌和前三角肌，並藉由伏地挺身訓練胸大肌。這個動作能有效鍛鍊上半身肌肉。

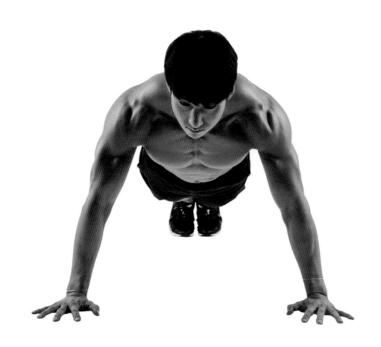

1 雙手撐地，距離比肩膀稍微寬一點。
此時，伸直手肘和膝蓋，後腳跟離開地面。

左右移動身體時，要讓雙腿、臀部、軀幹、脖子和頭部維持在一直
線上，注意姿勢不要塌陷。

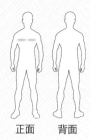

正面　　背面

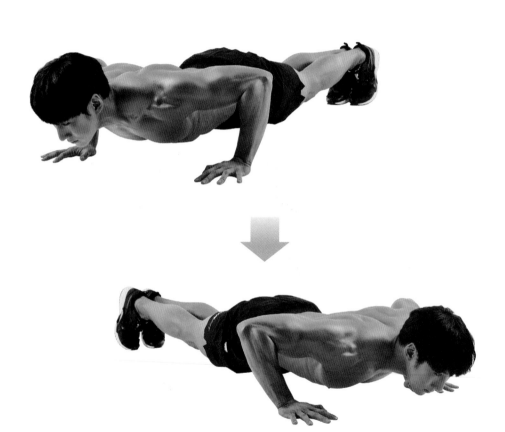

2 撐在地上的雙手往左側移動，做一個伏地挺身。接著再往右側移動，
做一個伏地挺身。回到動作 1 的姿勢後，重複動作 1 和 2。

啞鈴伏地挺身

雙手握住啞鈴做伏地挺身時，可以讓軀幹更深入地板方向，胸肌的感受度會更強。想要集中訓練胸肌時，可以選擇這個動作，有效達成訓練目標。

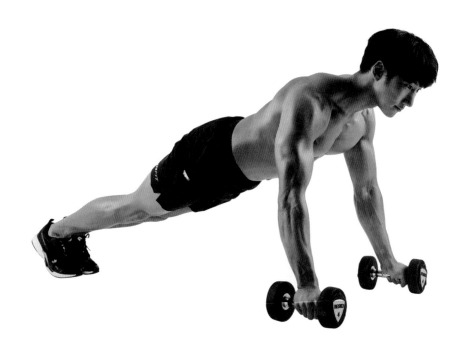

1 雙手握住放在地上的啞鈴，距離比肩膀稍微寬一點。
此時，伸直手肘和膝蓋，後腳跟離開地面。

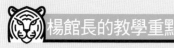 楊館長的教學重點

隨著啞鈴位置的改變，受到刺激的胸肌部位會有些許不同。胸口降到比啞鈴還要低的位置，肩膀往背部方向夾，擴張胸肌，整個軀幹往下降。

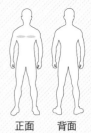

正面　背面

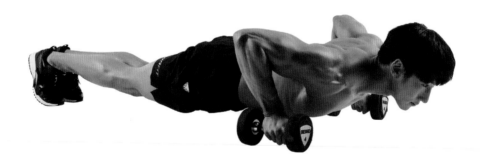

2 慢慢彎曲雙手手肘，當頭快要碰到地板時，再次伸直手臂。反覆此動作。

槓鈴臥推

如果說槓鈴肩推是最基礎的肩膀運動的話，槓鈴臥推就是最具代表性的胸部運動。槓鈴臥推訓練的部位是胸大肌，也就是胸部上最大的那兩塊肌肉。想要打造厚實胸腔，就一定要練習這個動作。

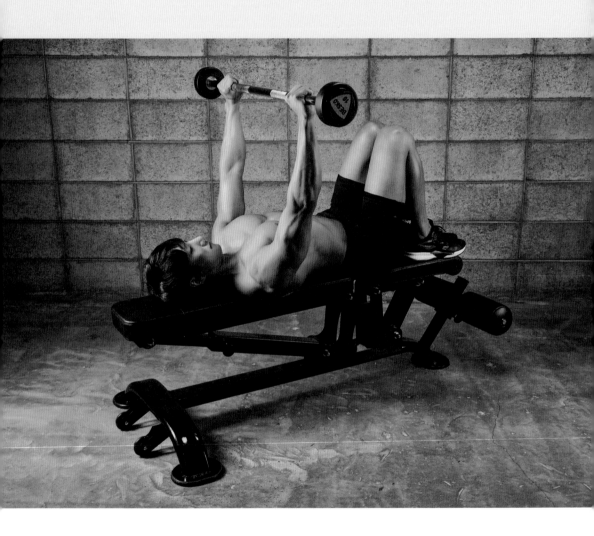

1 躺在臥推椅上，彎曲雙腳膝蓋，雙腳踩在椅子的最尾端。雙手正握住槓鈴，距離比肩膀稍微寬一點。伸直手臂，舉至胸口上方。做這個動作時，腰部不可以離開椅子。

這個動作原本應該是上半身躺在臥推椅上，雙腳踩在地上，保持腰部的自然弧度。不過，這樣會讓力量分散到背部和肩膀，胸肌運動的效果也隨之減弱。腰部與臥推椅完全密合，雙腳屈膝踩在椅子上時，胸部受到的刺激會更強烈。初學者一開始可能會無法平衡身體，請先從小重量開始練習，熟悉動作後，再慢慢往上加重量！

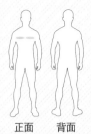

正面　　背面

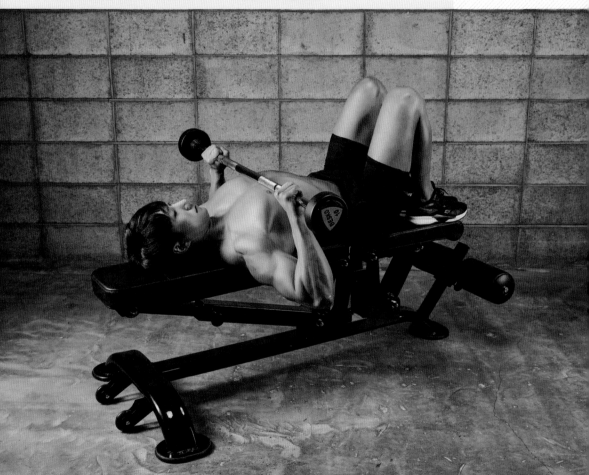

2 彎曲手臂，槓鈴慢慢降至上胸部位，再次伸直手臂，回到動作 1。
重複動作 1 和 2。

上斜槓鈴臥推

臥推椅與地板呈現水平時，臥推動作練到的是中胸。把椅子角度抬高
40度左右，再做臥推動作，就能訓練到胸大肌的上半部。這個動作能
有效地讓扁平的上胸膨脹起來。

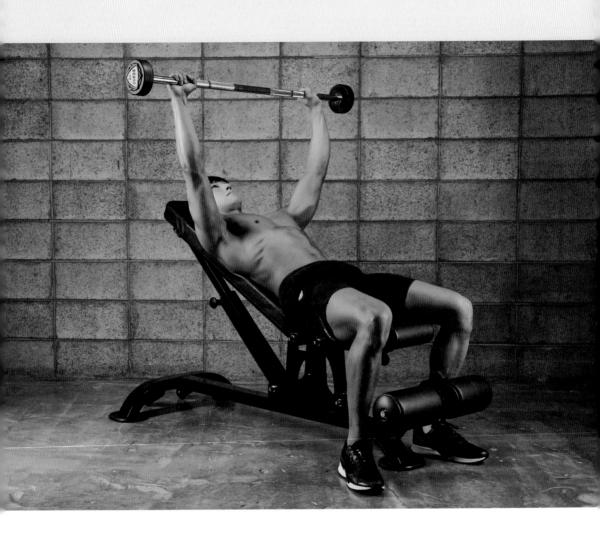

1 躺在調整成上斜角度（傾斜40度）的臥推椅上，雙手正握槓鈴，
抓得比肩膀稍微寬一點。伸直手臂，舉至肩膀上方。此時，雙腳
要穩穩踩在地板上。

臥推椅的角度越高，三角肌介入程度就越高。為了集中訓練胸部，臥推椅要調整到適當的角度。腰部過度拱起會造成腰椎負擔，也會徵召到背部和肩部肌群。做這個動作要讓腰部貼在椅子上，才能帶給胸部更多的刺激。為了讓肌肉持續出力，往上推起槓鈴時，注意不要讓手臂完全伸直。

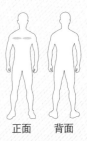

正面　　背面

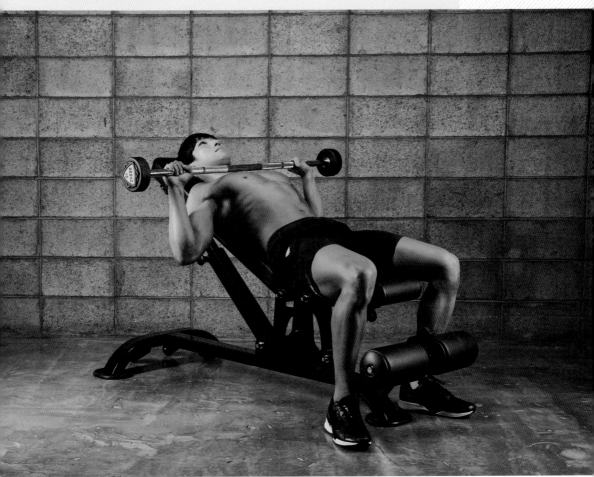

2 彎曲手臂，槓鈴慢慢降至鎖骨上，再次伸直手臂，回到動作 1。重複動作 1 和 2。

胸部

9

下斜槓鈴臥推

與上斜相反方向，槓鈴下斜臥推是讓頭部往下靠近地板。雖然都是臥推，但隨著角度的改變，刺激到的肌肉部位也不同。胸肌中最難訓練的部位就是下胸，下斜臥推可以刺激胸大肌的下半部，幫助我們練出結實的下胸線條。

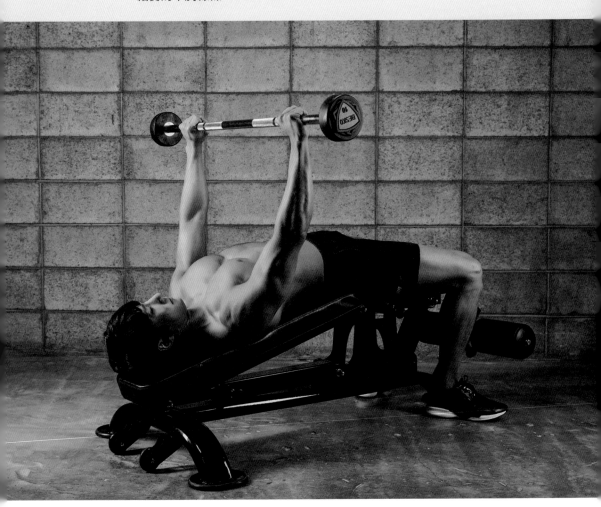

1 躺在調整成下斜角度 (傾斜 30 ～ 40 度) 的臥推椅上，雙手正握槓鈴，抓得比肩膀稍微寬一點。伸直手臂，舉至胸部下方。

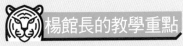 楊館長的教學重點

為了維持肌肉張力，把槓鈴往上推時，注意不要讓手臂完全伸直。
彎曲手臂時，讓槓鈴慢慢往下降，感受肌肉的伸展。伸直手臂時，
稍微加速往上推，感受肌肉的收縮。

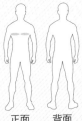

正面　背面

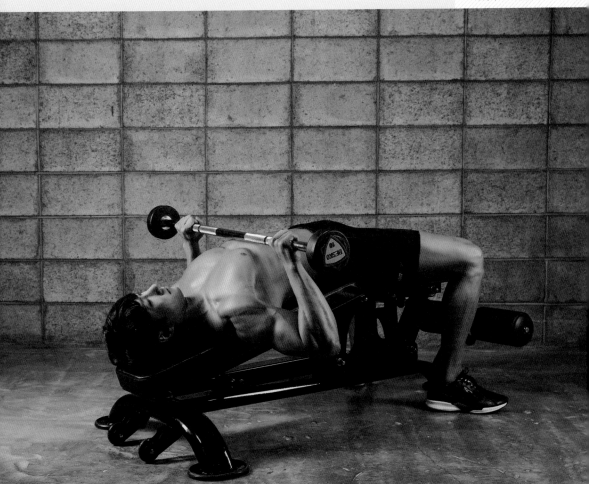

2 彎曲手臂，槓鈴慢慢降至下胸部，再次伸直手臂，回到動作 1。
重複動作 1 和 2。

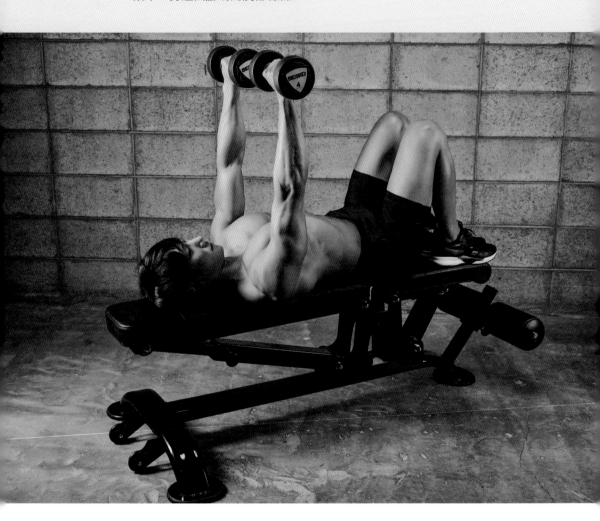

胸部

10

啞鈴臥推

啞鈴比起槓鈴的可動作範圍更大，能更有效刺激整個胸部肌群。啞鈴的優點是可以進行小重量高次數的訓練，讓胸部產生更強烈的收縮。啞鈴臥推會帶給胸內側肌肉更多的刺激，讓原本鬆垮的胸型變得更加集中，打造出鮮明的胸部線條。

1 躺在臥推椅上，彎曲雙腳膝蓋，雙腳踩在椅子的最尾端。雙手正握住啞鈴，距離比肩膀稍微寬一點。伸直手臂，舉至胸口上方。做這個動作時，腰部不可以離開椅子。

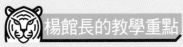

楊館長的教學重點

舉起啞鈴時，在兩個啞鈴互不相撞的情況下，要盡量往中間靠攏才能有效收縮胸部肌肉。有很多人舉起啞鈴時，大拇指會朝下，但在做這個動作時，我們要想著大拇指朝上舉起，才能有效訓練到胸肌，讓胸型更集中。上推啞鈴時，手肘不要完全伸直，讓胸大肌持續出力也是這個動作的重點。

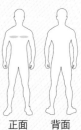

正面　背面

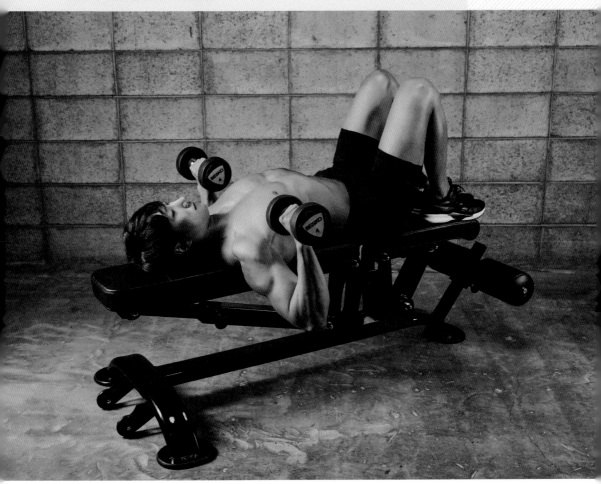

2 彎曲手臂，讓啞鈴慢慢下放至胸口中央兩側，再快速伸直手臂，回到動作 1。重複動作 1 和 2。

上斜啞鈴臥推

啞鈴和槓鈴不同，啞鈴可以做小重量多次數的訓練。這個動作會促使上胸強烈收縮，打造飽滿結實的上胸線條。若想擁有厚實的胸膛，就要讓胸肌從上到下都很飽滿。啞鈴上斜臥推就是能滿足此條件的運動之一。

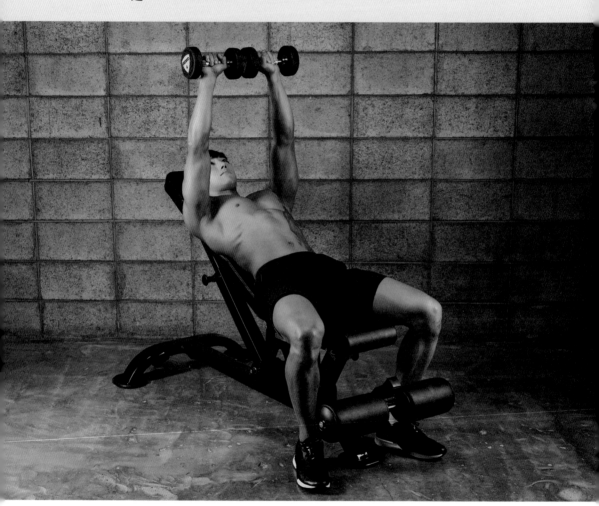

1 躺在調整成上斜角度 (傾斜 40 度) 的臥推椅上，雙腳踩在地上。
雙手正握住啞鈴，伸直手臂，舉至鎖骨上方。

椅子的角度越高,三角肌的參與度就越高。把椅子調到適當的高度(40
~45度),才能集中訓練到上胸部位。做動作時,注意手肘不要完全伸
直,讓胸大肌保持在出力的狀態才能達到最好的運動效果。比起槓鈴,
啞鈴的可動作範圍較大。做動作時,記得讓肩膀盡可能的往後夾。

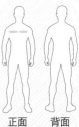

正面　　背面

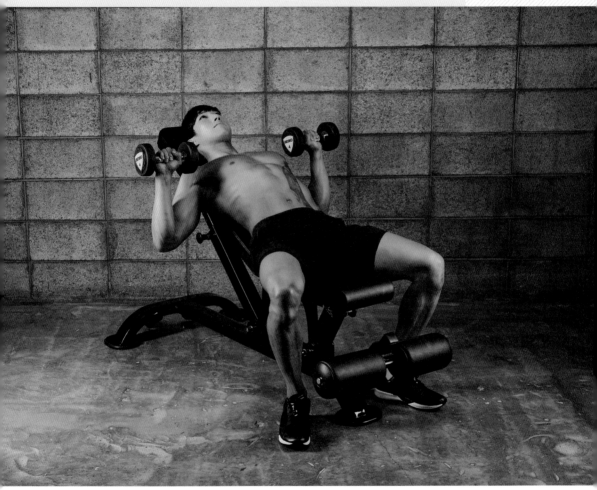

2 彎曲手臂,讓啞鈴慢慢下放至鎖骨兩側,再快速伸直手臂,回到
動作 1。做這個動作時,腰部要緊貼在椅子上。重複動作 1 和 2。

下斜啞鈴臥推

因為胸大肌下半段是胸肌中成長速度最慢的肌肉,所以很難練出鮮明的線條,這也是為什麼擁有鮮明下胸線條的人比想像中的還要少。利用啞鈴做下斜臥推訓練,能有效雕刻下胸線條。

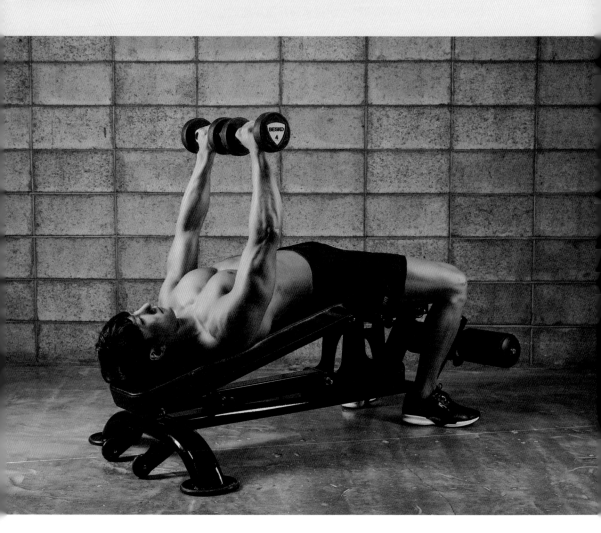

1 躺在調整成下斜角度（傾斜 30 ～ 40 度）的臥推椅上,雙手正握啞鈴,伸直手臂,雙手靠攏舉到下胸的正上方。

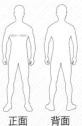

正面　背面

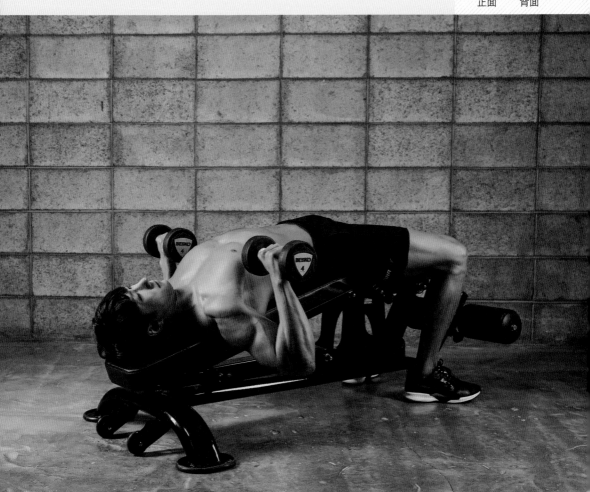

2 彎曲手臂，讓啞鈴慢慢降至下胸兩側，再快速推到最高點，伸直手臂回到動作 1。重複動作 1 和 2。

平臥啞鈴飛鳥

平臥啞鈴飛鳥能夠提升肌肉疲勞度，擴張胸肌，雕刻肌肉的細部線條。這個動作能有效強化胸大肌，讓胸溝變得更加明顯，練出結實飽滿的胸肌。

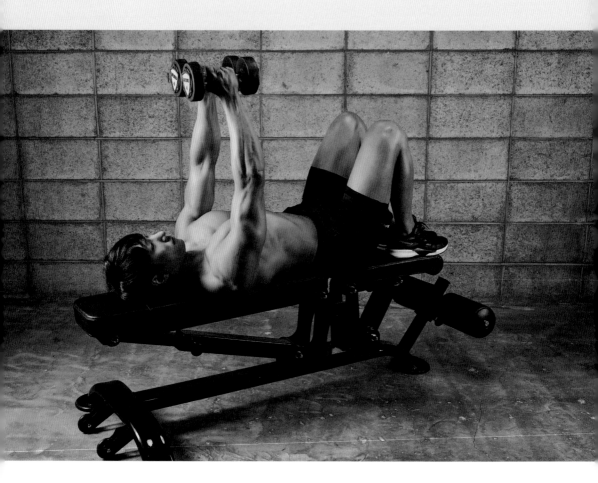

1 躺在臥推椅上，彎曲雙腳膝蓋，雙腳踩在椅子的最尾端。
雙手對握住啞鈴，伸直手臂，舉至胸部中間的正上方。

做飛鳥動作時，手肘不要完全鎖死，稍微保持彎曲，但記得手肘要維持在一致的角度。當啞鈴超出可承受之重量時，胸大肌和肩關節很有可能會受傷。選擇啞鈴重量時，以小重量多次數，能夠做出正確動作為前提，千萬不要貪心！

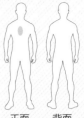

正面　　背面

2 雙手慢慢向外打開，讓啞鈴盡可能靠近地板後，再快速舉起雙手，回到動作 1。注意手肘不要完全打直，也不要凹折手腕。重複動作 1 和 2。

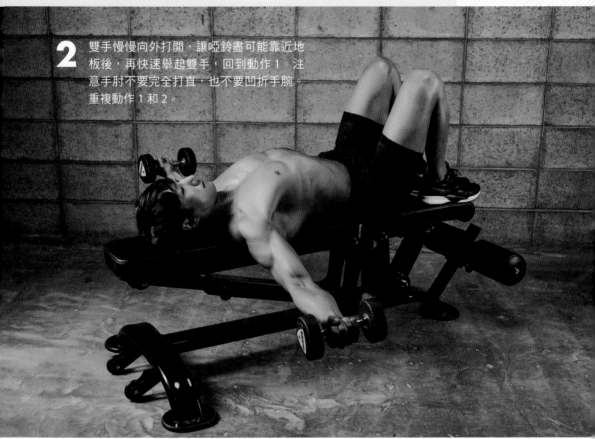

變化動作

調整椅子高度，
其他動作都一樣。

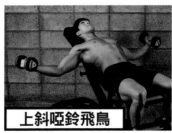

上斜啞鈴飛鳥

能夠有效訓練上胸，讓肌肉明顯鼓起。

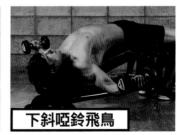

下斜啞鈴飛鳥

能夠有效訓練下胸，增加肌肉分離度。

啞鈴仰臥過頭

這個動作可以訓練到胸大肌、前鋸肌和闊背肌等上半身肌群，
對擴張胸廓特別有效。

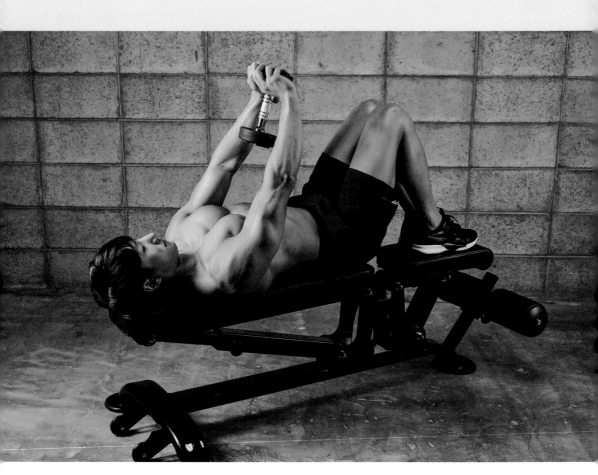

1 躺在臥推椅上，彎曲雙腳膝蓋，雙腳踩在椅子的最尾端。用雙手
抓住一個啞鈴，伸直手臂，舉至胸部中間的正上方。

楊館長的教學重點

注意手肘不要向外打開，手肘角度保持不變，盡可能維持姿勢。反覆做動作時，切勿使用反作用力。使用小重量啞鈴做動作，感受胸部受到的刺激，集中注意力在動作上。

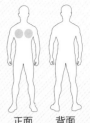

正面　背面

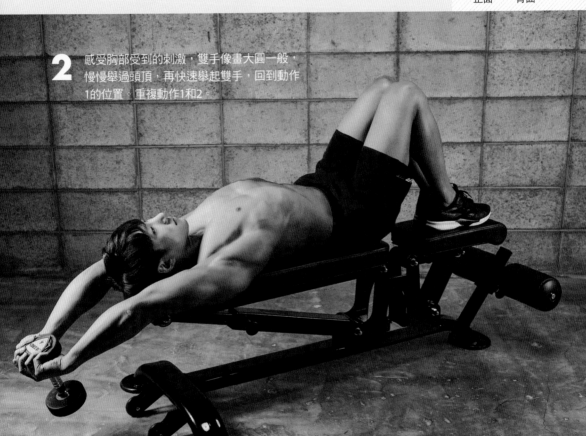

2 感受胸部受到的刺激，雙手像畫大圓一般，慢慢舉過頭頂，再快速舉起雙手，回到動作1的位置。重複動作1和2。

變化動作

調整椅子高度，
其他動作都一樣。

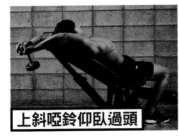

上斜啞鈴仰臥過頭

讓胸大肌變得更加結實，
線條更細緻。

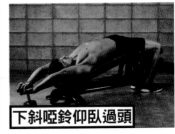

下斜啞鈴仰臥過頭

讓整個上半身變得更厚更壯。

雙槓撐體

對初學者而言，雙槓撐體是非常困難的動作。雖然這是用來專門訓練胸肌的動作，但在做這個動作之前，需要先充分伸展全身，並且需具備基礎肌力，才有辦法集中訓練到胸肌。拱背時，刺激到的是胸大肌下半部，挺直上半身時，則會刺激到較多的背肌和肱三頭肌。

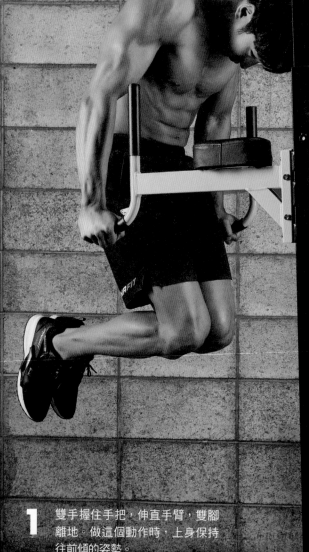

1 雙手握住手把，伸直手臂，雙腳離地。做這個動作時，上身保持往前傾的姿勢。

做這個動作前,一定要進行充分的暖身,千萬不可以勉強自己,以免造成肩膀關節的負擔。如果想要增加動作強度,可以在重訓腰帶綁上重量。為了刺激下胸肌群,一定要在拱背的狀態下,反覆進行動作。手肘不是往後送,而是往兩側打開。做動作時,重點是要讓雙手一直保持在胸口兩側。

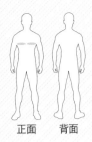

正面　背面

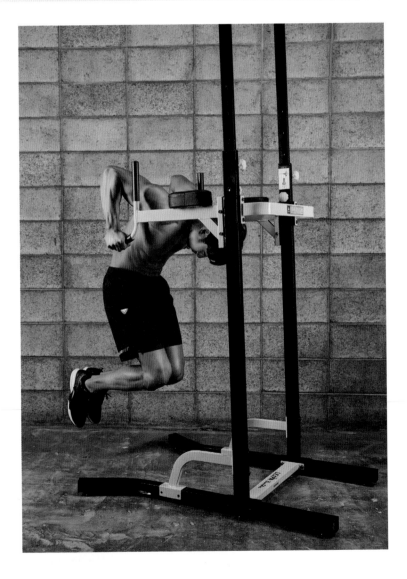

2 彎曲手臂,胸口慢慢降到比手肘還低的位置,再快速伸直手臂,回到動作1。重複動作1和2。

CHAPTER 3

散發自信心的背影

背部
Back

背肌練得好，
就不必羨慕六塊肌

　　根據我在健身房的觀察，大部分的會員花費較多精力在訓練胸部、手臂和腹部肌群上，背部則經常被大家忽略。硬要說一個原因的話，或許是因為日常生活中，男生幾乎不會把背露出來給其他人看吧！運動這麼辛苦，當然要把時間和精力投資在明顯的部位上，讓別人一看就知道我有在運動。

　　然而，如果沒有好好的把背肌練起來，每天重複進行胸部、手臂和腹部運動的話，最終會導致全身肌肉失衡。你或許擁有飽滿的胸肌、粗壯的手臂和凹凸有致的六塊肌，但若背肌無力，肩膀會逐漸往前捲，最終導致駝背。

　　強壯的背肌能夠幫助我們打開胸口，站立時能挺直上半身。姿勢越端正，辛苦練出來的肌肉就會越明顯，大家千萬不要忘記這點。只要能挺直背部，肩膀和胸口就會看起來更寬，甚至會讓你看起來更高。

向鬆垮平坦的背部
說再見

　　所有男性都希望能練出黃金倒三角背肌，形狀就像是憤怒的眼鏡蛇張大頸部。背肌可以粗分為兩類，一類是位於表層的闊背肌和斜方肌，另一類是位置稍微深一點的菱形肌、大圓肌和棘下肌等肌肉。只要能均衡訓練這些肌群，就能和平坦鬆垮的背部說再見，擁有像浩克一般凹凸

有緻的背肌線條。

　本書介紹的 16 個背肌運動不只能練大肌肉尺寸，更能讓肌肉變得更加飽滿。我們可以利用大重量鍛鍊屬於大肌肉的闊背肌和用來穩定背部的斜方肌，深層肌肉則可以透過啞鈴進行多次數的反覆訓練，讓肌肉鼓起，打造宛如雕像般的完美背影。此外，鍛鍊豎棘肌群不只可以強化支撐上身的力量，更能提升運動表現。擁有厚實修長且肌肉線條明顯的背肌能讓人變得更有自信。

先了解
背部構造

　背部主要有四個重要的肌群，分別是佔據背部最大面積的闊背肌，比闊背肌位置稍微深一點的斜方肌，位於肩胛骨內側的菱形肌，以及沿著脊椎從上往下延伸的豎棘肌群。這四塊重要的肌肉不只能決定背部形狀，更能幫助我們挺直上半身，維持全身肌肉平衡。

闊背肌

　闊背肌起始點位於下背部，止於肱骨的內側，肌肉大小僅次於大腿肌群。闊背肌是背部最寬的肌肉，當我們抓著東西往上爬時、由上往下拉時，或舉起重物時，都會使用到闊背肌。簡單來說，當我們用到上半身的力氣時，最常被徵召的肌肉就是闊背肌。我們可以透過「引體向上」、「仰臥過頭」和「划船」等動作訓練闊背肌。

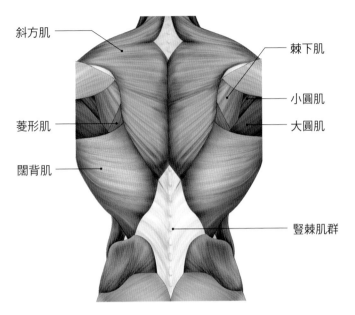

背部肌肉解剖圖（背面）

斜方肌 —— 斜方肌
棘下肌 —— 棘下肌
小圓肌 —— 小圓肌
菱形肌 —— 菱形肌
大圓肌 —— 大圓肌
闊背肌 —— 闊背肌
豎棘肌群 —— 豎棘肌群

斜方肌

很多人對於斜方肌涵蓋的範圍有著錯誤的認知。斜方肌是一塊形狀像鑽石的大肌肉，始於肩膀，止於背的中段部位，覆蓋的範圍很大。位於背部的斜方肌稱為中斜方肌和下斜方肌。以「反向飛鳥」為例，當我們伸直手臂並往後夾時，這個動作會刺激到中斜方肌。做「反握引體向上」和「仰臥引體向上」動作時，則會刺激到下斜方肌。

菱形肌

菱形肌位於肩胛骨內側，把肩膀往後夾和聳肩時會使用到這塊肌肉。訓練菱形肌最具代表性的動作有「槓鈴俯身划船」和「啞鈴俯身划船」。

豎棘肌群

豎棘肌群位於斜方肌和闊背肌的內側，負責支撐脊椎，是幫助我們維持端正體態的重要肌肉。訓練豎棘肌群最具代表性的動作有「硬舉」和「早安體前屈」。

根據部位目標
選擇訓練方式

背部整體

透過大重量的槓鈴運動，我們可以讓背部變得更寬更厚。如果不想增加背肌的厚度，可以用啞鈴做划船運動，或是不做划船，多做小重量多次數的引體向上訓練。

推薦 引體向上（頁 126）、槓鈴俯身划船（頁 140）

背部外側

讓闊背肌下方的角度往外擴和更加厚實。如果不想增加闊背肌的厚度，就不要做划船運動，建議以小重量多次數的反握引體向上為訓練重點。

推薦 反握引體向上（頁 132）、啞鈴單手划船（頁 154）

背部中段

必須做刺激中段背部肌肉的動作，才能讓背部肌肉看起來更飽滿。如果想讓背肌看起來塊塊分明，啞鈴訓練會比槓鈴訓練的效果來得好。

推薦 啞鈴俯身反向飛鳥（頁 156）、啞鈴俯身划船（頁 152）

豎棘肌群

訓練豎棘肌群，培養身體核心能力。核心肌群能穩定身體重心，幫助我們更順利地完成各種運動。

推薦 ▶ 羅馬尼亞硬舉（頁 136）、啞鈴羅馬尼亞硬舉（頁 150）

腰部和臀部

腰部和臀部雖然可以被歸類在下肢運動，但其實它們也可以說是背部的最下面。腰和臀就像是軀幹的柱子，可以支撐我們的上半身。在做背部運動時，一定要連同它們和豎棘肌群一起進行高強度的訓練。

推薦 ▶ 傳統硬舉（頁 134）、啞鈴傳統硬舉（頁 148）

訓練重點

1. 為了確實刺激到背部肌肉，手臂向內拉時，速度要快一點。伸直手臂時，則要放慢速度。
2. 背部運動和胸部運動不一樣，背部運動大都是把重量往身體方向拉。運動前，一定要做足暖身，才不會導致腰椎受傷。中間休息時，也要做些輕鬆的伸展運動。
3. 訓練時，盡量不要用到斜方肌和手臂肌肉，把所有的注意力放在背部肌肉上，確實鍛鍊到目標肌群。
4. 使用啞鈴運動時，切記不要拿超出自己能力範圍的重量。

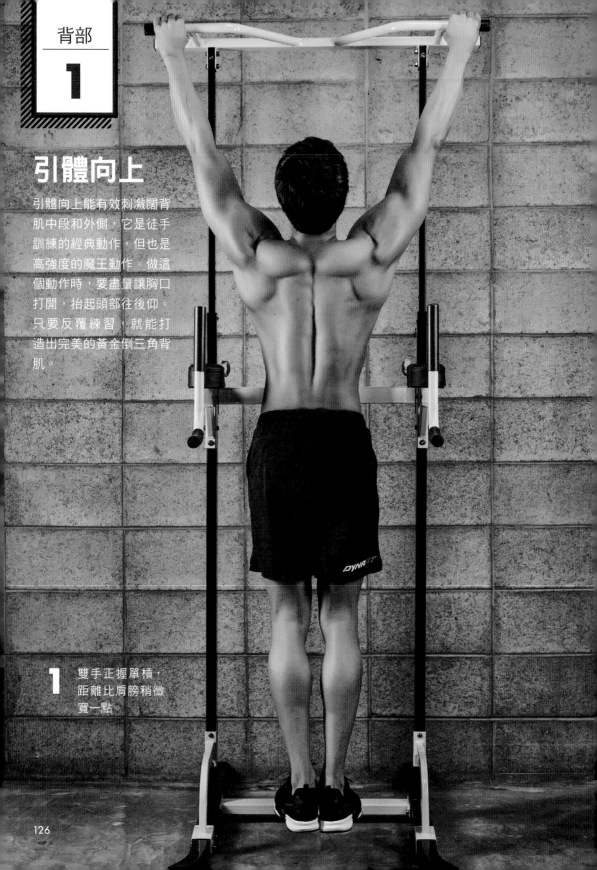

引體向上

引體向上能有效刺激闊背肌中段和外側，它是徒手訓練的經典動作，但也是高強度的魔王動作。做這個動作時，要盡量讓胸口打開，抬起頭部往後仰。只要反覆練習，就能打造出完美的黃金倒三角背肌。

1 雙手正握單槓，距離比肩膀稍微寬一點。

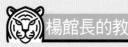
為了集中鍛鍊闊背肌，當我們拉起身體時，要先讓下巴超過單槓，才可以再次伸直手臂。這裡要注意的是，若是拉到胸口或胸骨高度，刺激到的是肩胛骨之間的小肌肉。

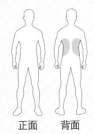

正面　　背面

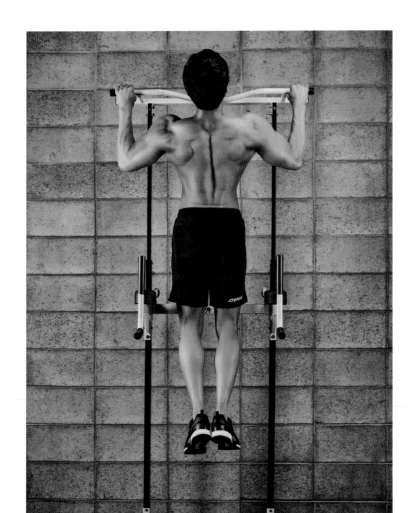

2 抬起頭，拉起身體直到下巴超過單槓為止，再次下降回到起始位置。重複動作。

仰臥引體向上

雙手抓住把桿，以躺姿進行的引體向上。因為雙腳的後腳跟頂在地上，所以這個動作比懸吊在半空中的引體向上來得簡單，適合初學者練習。仰臥引體向上能讓背部中段的肌肉一塊塊隆起，打造出結實的背肌。

1 雙手正握把桿，伸直手臂。身體維持在一直線上，雙腳後腳跟穩穩頂在地上。

動作過程中，背部要全程保持打直。如果想提高強度，可以把雙腳
放在椅子上，再做動作。

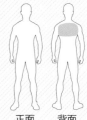

正面　　背面

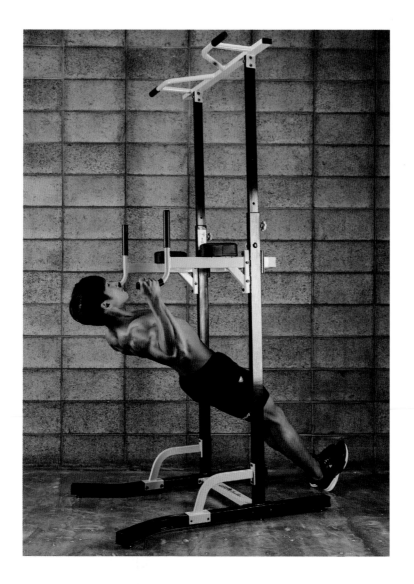

2 彎曲手肘，盡可能的拉起身體，到達頂點後，再慢慢回到動作 1。
此時，讓手肘往兩側打開，收縮背部肌肉。重複動作 1 和 2。

頸後引體向上

若你因為自己的背過於平坦感到煩惱,頸後引體向上是解決這個問題的最佳答案。拉起身體直到脖子後方碰觸到把桿,反覆練習這個動作可以讓肩胛骨後側的肌肉鼓起,打造出厚實背肌。

1 雙手正握把桿,
距離比肩膀寬一點。

把桿要放在比肩膀還要後面一點的位置。做動作前,要充分暖開肩膀關節。進入動作後,背部要全程保持挺直。身體注意不要前後晃動,過程中也不要使用反作用力。用正確姿勢訓練才是最重要的,次數反而是其次——就算你只能完成一次的動作。大部分的人練背肌時都會選擇引體向上,但若想要讓背部看起來更厚實,就千萬別錯過可以集中訓練背部中段的頸後引體向上。

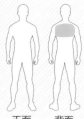

正面　　背面

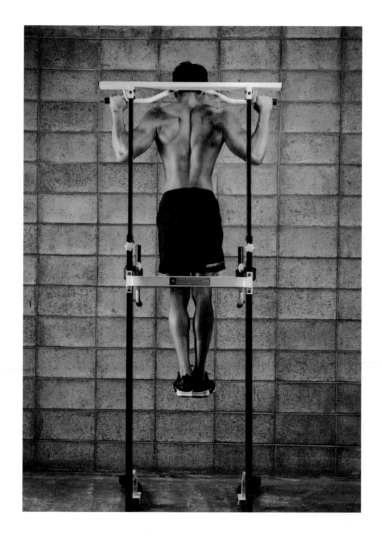

2 彎曲手肘,拉起身體,當脖子後方和上斜方肌碰觸到把桿後,再慢慢回到動作 1。重複動作 1 和 2。

反握引體向上

雖然說反握引體向上比正
握稍微簡單一點，但是不
管怎樣都得靠自己的力量
把身體拉起來，所以也沒
有想像中的那麼簡單。比
起正握引體向上，反握引
體向上會刺激到更多的肱
二頭肌，同時還能練到闊
背肌下段、斜方肌中段和
菱形肌等各個部位，幫助
我們雕刻下背肌的線條。

1 雙手打開與肩同寬，
反握住單槓。

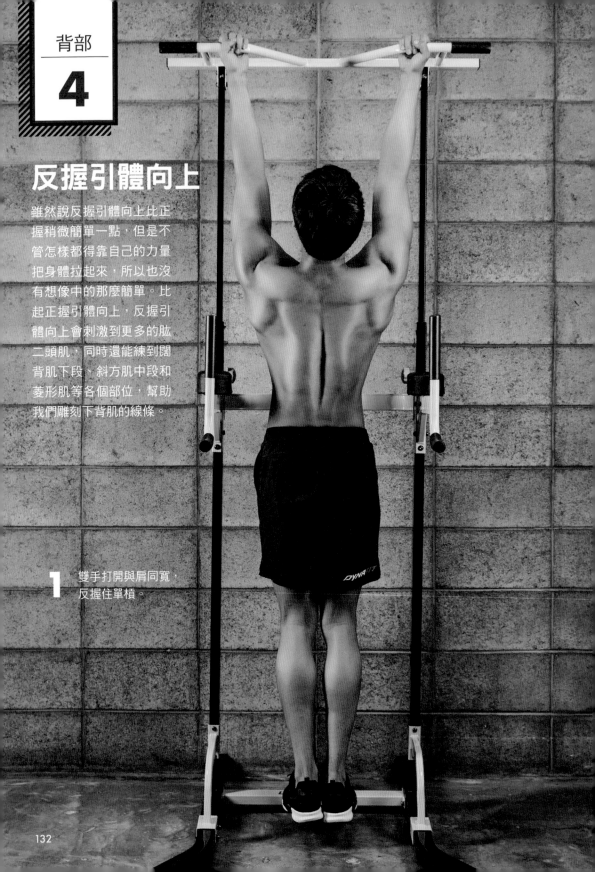

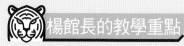

用窄握距做動作時，下背內側的肌肉會強烈收縮。身體往下降時，
手臂會完全伸直，接著盡量用背部的力量把自己拉起來，而不是手
臂的力量。

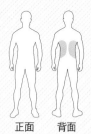

正面　　背面

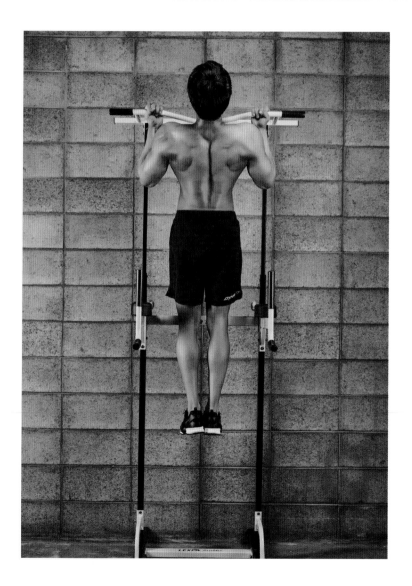

2 抬起頭部往後仰，彎曲手肘，拉起身體，上胸碰到把桿後，
再慢慢回到動作 1。重複動作 1 和 2。

傳統硬舉

傳統硬舉可以同時強化大腿、臀部、背部和豎棘肌群，有效訓練核心肌群。做動作時，如果低下頭或沒有挺直背部的話，有可能會導致腰痛，要多加注意這點。

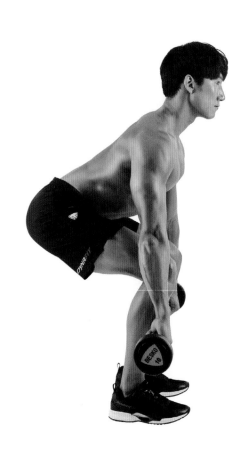

1 自然站立，雙腳與肩同寬，腳尖可以稍微往外打開或對齊前方。雙手正握住槓鈴，彎曲膝蓋直到臀部與地面平行。因為每個人髖關節到膝蓋的長度不同，所以膝蓋彎曲的角度可能會不一樣。舉起槓鈴至腳背上方，盡量緊貼小腿脛骨。腰和背保持平直，胸口往前推，視線看向正前方。

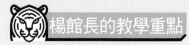
提起槓鈴的時候，讓背部保持自然弧度，肩膀往後夾，刺激背部肌肉。注意膝蓋不要往內夾或往外擴，讓膝蓋與腳尖朝同一方向，才不會造成膝蓋的壓力。

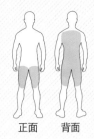

正面　背面

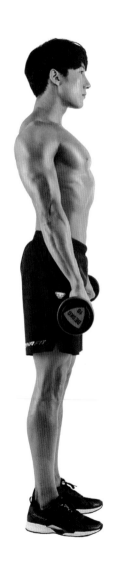

2 快速提起槓鈴，上半身站直後，再慢慢放下槓鈴，回到動作 1。
重複動作 1 和 2。

羅馬尼亞硬舉

和傳統硬舉相比，羅馬尼亞硬舉進入預備姿勢時，臀部位置較高，可以刺激到更多下背肌肉。膝蓋彎曲程度較小，大腿受到的刺激也較少。羅馬尼亞硬舉比傳統硬舉更能有效訓練豎棘肌、臀大肌和股二頭肌。

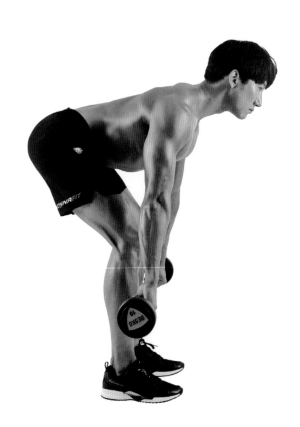

1 自然站立，雙腳與肩同寬，雙手正握住槓鈴。
臀部往後延伸，稍微彎曲膝蓋，上半身往前傾。

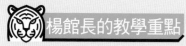
做動作時,讓背和腰保持挺直,注意不要塌腰或拱背。

視線看向正前方時,可以更容易把腰打直。

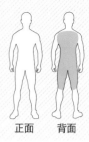

正面　背面

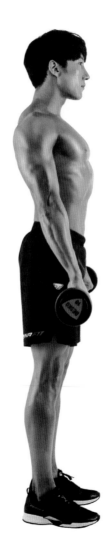

2 槓鈴盡可能貼近身體,用腰、下背和臀部周圍肌肉的力量
提起槓鈴,再慢慢放下,回到動作 1。重複動作 1 和 2。

早安體前屈

早安體前屈不只能訓練到下背、臀大肌和豎棘肌，更能有效鍛鍊到腿後肌群。挺起上身時，不是從頭部抬起，而是運用背和腰的力量，把身體拉回直立位置，這麼做才能擁有結實均衡的背影。

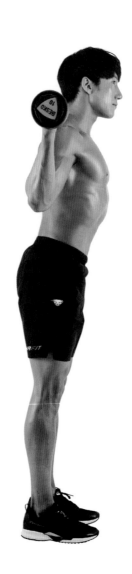

1 自然站立，雙腳併攏，雙手正握槓鈴，把槓鈴放在肩膀上。

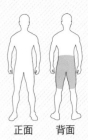

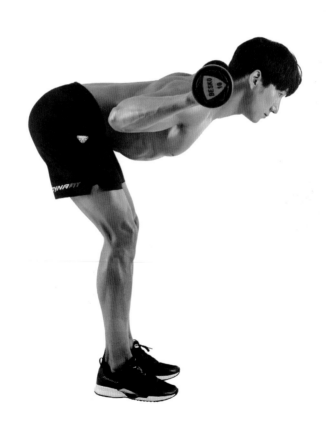

2 上半身慢慢往前傾,再次把上半身拉回動作 1 的位置。
為了避免腿後側受傷,可以稍微彎曲雙腳膝蓋。重複動作 1 和 2。

槓鈴俯身划船

當我們把肩胛骨向後夾的瞬間，闊背肌、菱形肌和斜方肌都會同時受到刺激。如果要訓練整個上半身，槓鈴俯身划船是一定會練習到的動作。上半身向前傾，直到與地面平行，雙手正握槓鈴，鍛鍊上背部的肌肉。

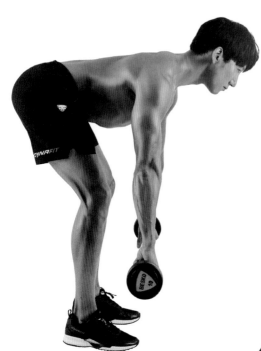

1 自然站立，雙腳與骨盆同寬，雙手正握槓鈴。上半身向前傾，直到與地面平行，雙腿膝蓋稍微彎曲。槓鈴以舒服的姿勢放在胸口正下方，抬起頭，視線朝向正前方。做動作時，注意背部不要拱起。

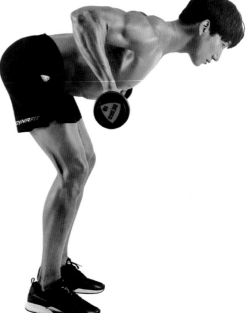

2 雙手手肘向外打開，拉起槓鈴碰觸下胸口，再慢慢放下槓鈴，回到動作 1。重複動作 1 和 2。

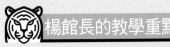
低頭的話，背部會向後拱起。雖然很辛苦，但一定要隨時挺直腰和背。做動作時，保持上半身穩定，不要搖晃。手肘不往後，而是盡量往兩側張開，把注意力放在上背部。如果覺得拉不動了，可以利用反作用力增加動作次數也沒關係。

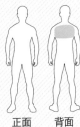

正面　　背面

變化動作

只改變槓鈴的抓握法，其他動作都一樣。

反握

上半身稍微向前傾，雙手反握住槓鈴，刺激下背部的肌肉。和正握相反，雙手手肘不要往兩側打開，而是要朝身體後方動作，重點是把注意力放在下背部。

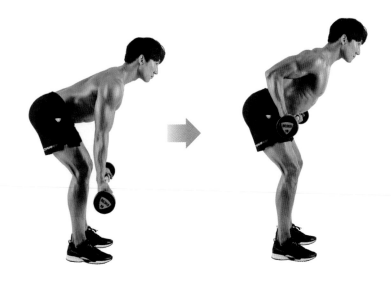

槓鈴仰臥過頭

槓鈴仰臥過頭可以有效訓練位於下背的闊背肌
和覆蓋在胸口外側的前鋸肌。

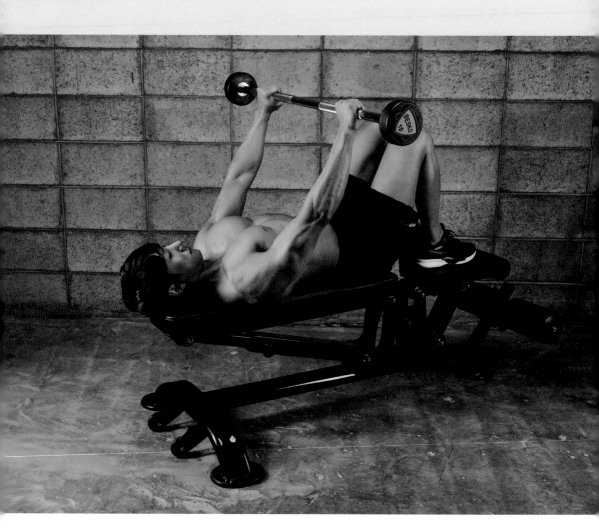

1 躺在臥推椅上，雙腳屈膝踩在凳子的最尾端。
雙手正握槓鈴，伸直手臂，擺放在胸口正上方。

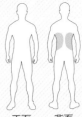

楊館長的教學重點

選擇輕一點的重量，注意保持雙手手肘之間的距離，不要張開也不要內縮。把注意力放在闊背肌上。

正面　背面

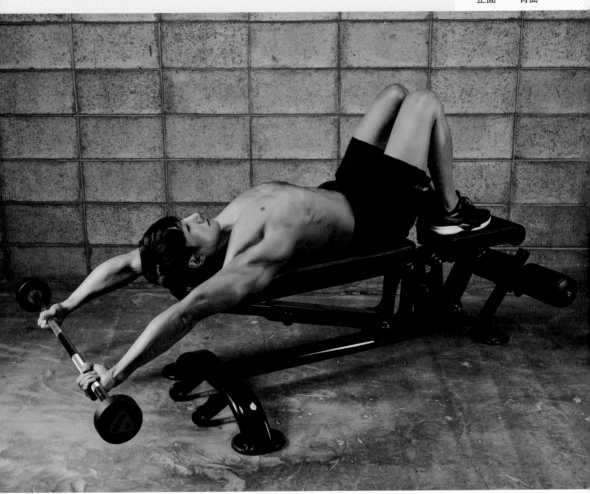

2 想像畫一個大圓，雙手握著槓鈴慢慢往頭後方下放，
接著再次舉起，回到動作 1。重複動作 1 和 2。

上斜槓鈴仰臥過頭

比起仰臥過頭，上斜仰臥過頭的槓鈴活動範圍較小，適合初學者和關
節不好的人練習。角度改變後會帶給闊背肌不同的刺激，一起來感受
看看吧！

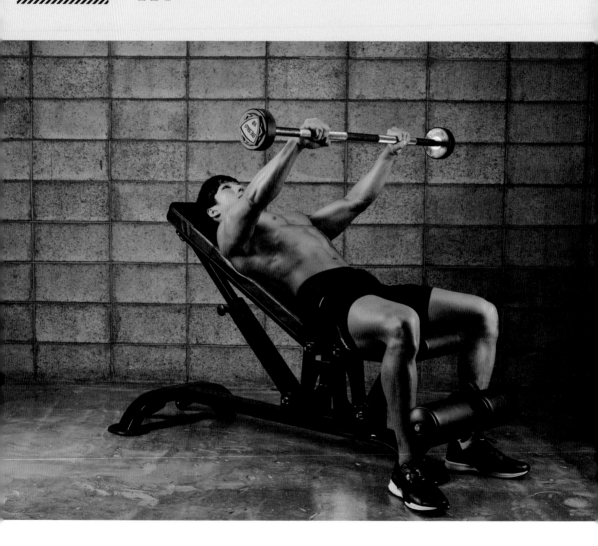

1 躺在調整成上斜角度（傾斜 40 度）的臥推椅上，雙手正握槓鈴，
伸直手臂，擺放在肩膀上方。雙腳踩在地上。

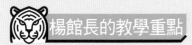
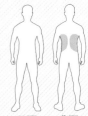
楊館長的教學重點

做動作時，手肘保持稍微彎曲的狀態，用背部肌肉發力。

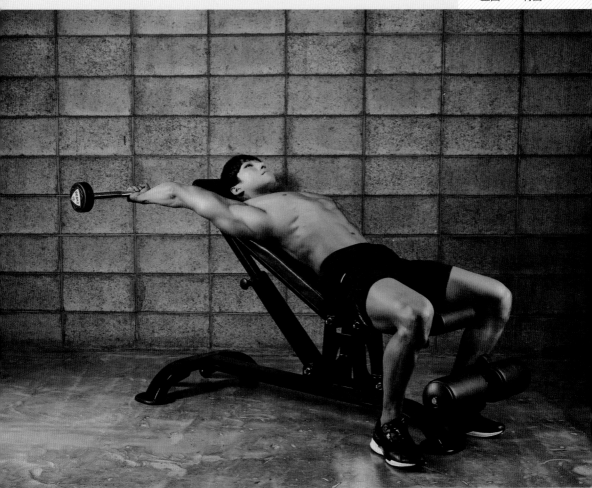

2 想像畫一個大圓，雙手握著槓鈴慢慢往頭後方下放，
接著再次舉起，回到動作 1。重複動作 1 和 2。

下斜槓鈴仰臥過頭

比起仰臥過頭，做下斜仰臥過頭時槓鈴往下的活動範圍更大，
推薦給中級程度的人練習。

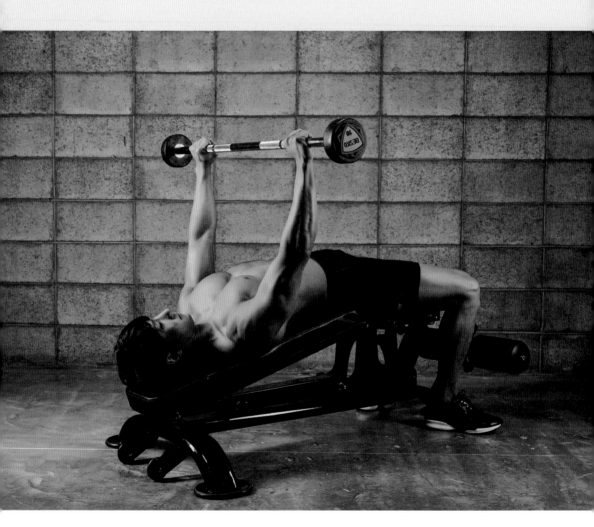

1 躺在調整成下斜角度（傾斜 30 ～ 40 度）的臥推椅上，雙手正握槓鈴，
伸直手臂，擺放在下胸的正上方。雙腳踩在地上。

楊館長的教學重點

做動作時，手肘稍微彎曲，用背部肌肉發力。這個動作有可能會造成肩膀脫臼，小心不要受傷了。

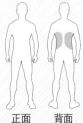

正面　　背面

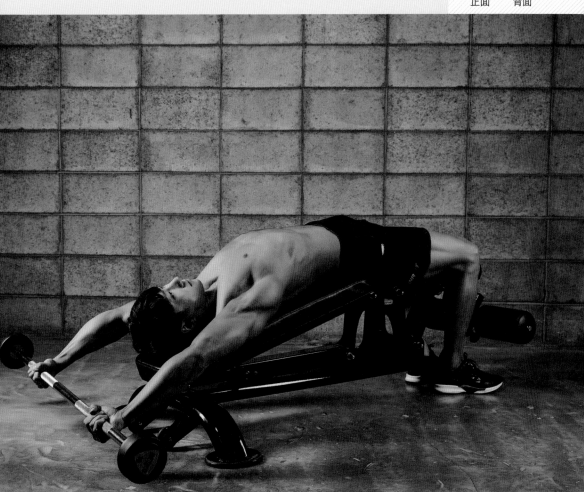

2 想像畫一個大圓，雙手握著槓鈴慢慢往頭後方下放，接著再次舉起，回到動作 1。重複動作 1 和 2。

啞鈴傳統硬舉

啞鈴傳統硬舉是全身性運動，可以同時鍛鍊大腿、背部和豎棘肌群。
如果低下頭或沒有挺直背部的話，很有可能會導致腰痛。做動作時，
一定要保持姿勢正確。

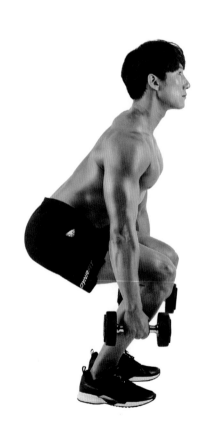

1 自然站立，雙腳與肩同寬，腳尖可以稍微往外打開或對齊前方。
雙手對握住啞鈴，彎曲膝蓋直到臀部與地面平行。做動作時，胸
口往前推，注意背部不要拱起。視線看向正前方時，背和腰會更
容易保持平直。

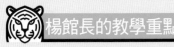
拿起和放下啞鈴時,上半身不可以向後傾,也不可以先使用到腰部的力量。雙腳膝蓋不要往內夾或向外倒,讓膝蓋與腳尖朝同一方向,才不會造成膝蓋的壓力。

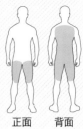

正面　背面

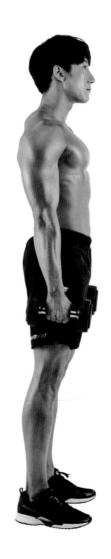

2 使用臀部、大腿、腹肌和髖關節的力量,握著啞鈴拉起上半身。身體站直後,再慢慢回到動作 1。重複動作 1 和 2。

啞鈴羅馬尼亞硬舉

和傳統硬舉相比,羅馬尼亞硬舉進入預備姿勢時,臀部位置較高,可以刺激到更多下背肌肉。膝蓋彎曲程度較小,大腿受到的刺激也較少。羅馬尼亞硬舉可以有效訓練豎棘肌、臀大肌和股二頭肌。

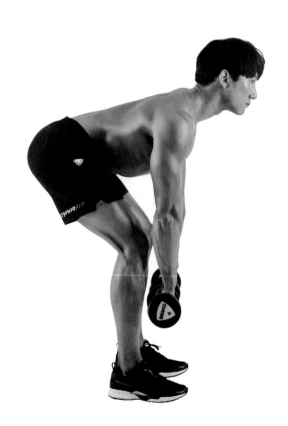

1 自然站立,雙腳與肩同寬,腳尖可以稍微往外打開或對齊前方,雙手正握住啞鈴。臀部往後延伸,稍微彎曲膝蓋,讓上半身往前傾。

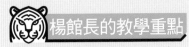
做動作時，讓背和腰保持挺直，注意背部不要拱起。視線看向正前方時，可以更容易把腰打直。

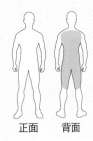

正面　　背面

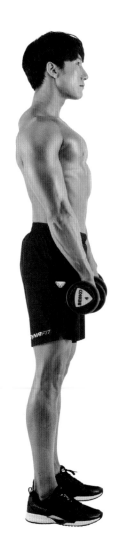

2 啞鈴盡可能貼近身體，用腰和臀部周圍肌肉的力量提起啞鈴後，再慢慢放下回到動作1。重複動作 1 和 2。

啞鈴俯身划船

啞鈴的活動範圍比槓鈴大，肌肉伸展與收縮的範圍更大，可以有效訓練背部肌肉。

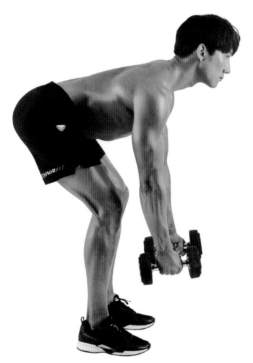

1 自然站立，雙腳與骨盆同寬，雙手對握啞鈴。上半身向前傾，直到與地面平行或稍微高一點，雙腿膝蓋稍微彎曲，視線朝向正前方。做動作時，注意背部不要拱起。

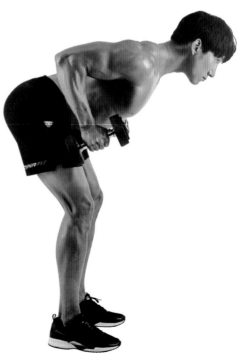

2 兩側肩胛骨向後夾，彎曲手臂拉起啞鈴至腰側，再慢慢放下回到動作 1。
重複動作 1 和 2。

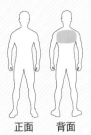

楊館長的教學重點

做動作時，保持上半身穩定，不要搖晃，腰背打直。啞鈴下放的同時旋轉手腕，可以提高背部肌肉的分離度，打造出宛如雕像的背肌。

正面　　背面

變化動作

只有抓握法不同，其他動作都一樣。

反握

稍微抬起上半身，雙手反握啞鈴做動作，可以鍛鍊下背肌肉。

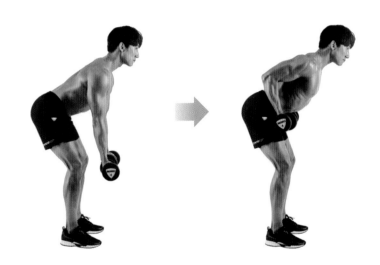

正握

上半身前傾到和地面呈現水平，雙手正握啞鈴做動作，可以鍛鍊上背肌肉。

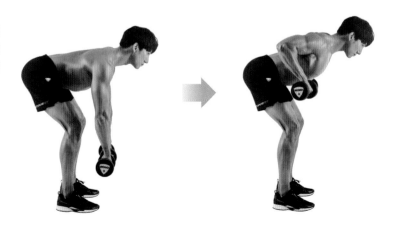

啞鈴單手划船

閣背肌和大圓肌是決定背部倒三角形線條的肌肉，啞鈴單手划船不只能刺激到這兩塊肌肉，更能促使下背肌肉強力收縮，打造出厚實且線條漂亮的背部。

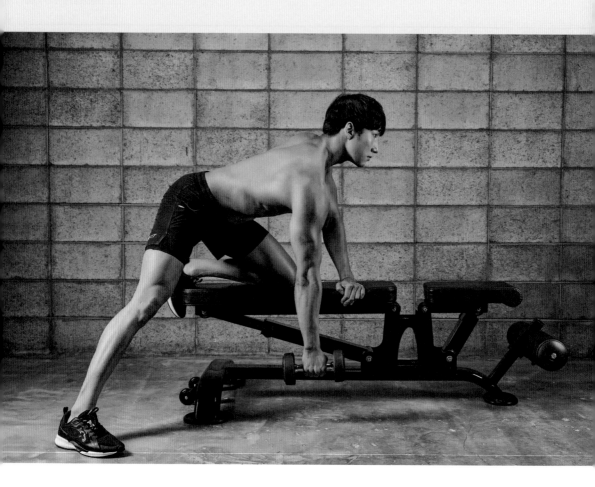

1 一手對握住啞鈴，另一手和同側膝蓋跪在臥推椅上，支撐背部的重量。背部打直，上半身與地面平行，或是臀部靠近腳跟，讓上半身稍微抬高一點也沒關係。啞鈴盡可能靠近地面，延伸背部肌肉。

做動作時，腰部和背部保持平直。啞鈴上下移動時，可以讓手腕跟著旋轉，增加背部肌肉分離度，打造宛如雕像般的背肌線條。在做最後幾下動作時，上身稍微往側邊旋轉，可以提高運動強度。

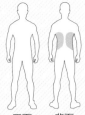

正面　　背面

2 拉起啞鈴，盡可能靠近腰側，再慢慢放下回到動作 1。重複動作 1 和 2。

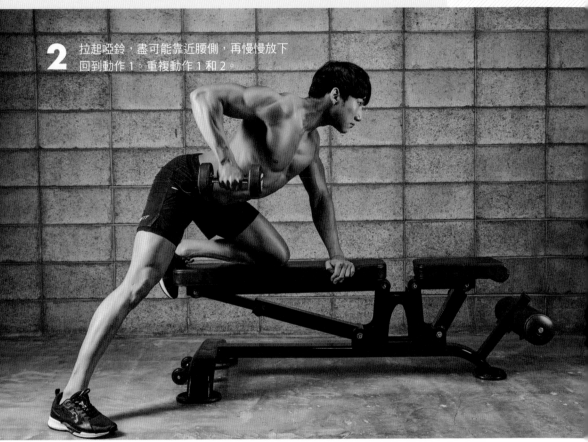

變化動作

僅改變身體的角度，其他動作都一樣。

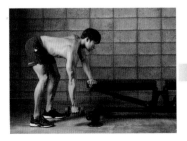
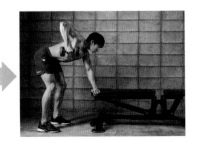

上半身和臥推椅平行時，把啞鈴舉至胸口側邊，可以刺激到背肌的中上段。臀部往後，上半身稍微向上抬起時，把啞鈴拉至腰側邊，可以刺激到背肌的中下段。

啞鈴俯身反向飛鳥

舉起啞鈴時，背的中段部位會強烈收縮。就像是集中胸肌一樣，這個動作能強烈刺激背肌，讓背肌變得更加集中，端正上半身姿勢。不只背肌變得更加厚實，還能打造出散發著男子氣概的背影。

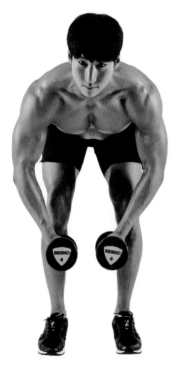

1 自然站立，雙腳與肩同寬，稍微彎曲膝蓋。上半身往前傾直到平行地板，雙手對握住啞鈴，擺放在小腿脛骨前面。

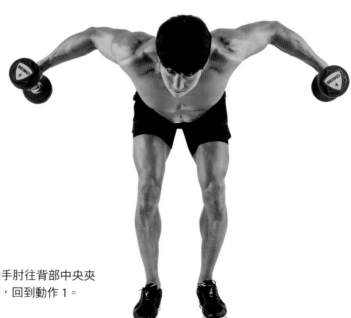

2 雙手舉起啞鈴，想像手肘往背部中央夾緊，再慢慢放下啞鈴，回到動作 1。重複動作 1 和 2。

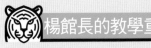
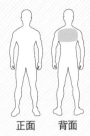
許多腰部不好的人無法做出標準的俯身動作。記得要挺直腰部，用核心的力量撐住！當你覺得無法再繼續下去時，可以利用反作用力，增加訓練次數也無妨。

變化動作

僅改變握法和手腕角度，其他動作都一樣。

正握

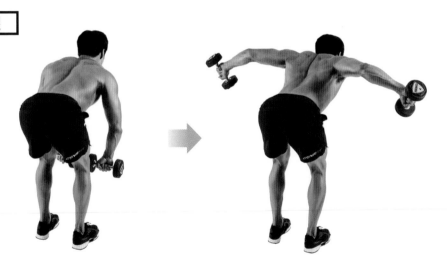

小拇指朝上舉起啞鈴時，手腕角度變大，可以給予背部中段更多的刺激。

CHAPTER 4

依舊是男性的象徵

下半身

Low body

停止炫耀下半身肌肉
打造你真正想要的下半身線條

　　近來，越來越多人認為男性魅力來自粗壯下半身的觀念已經過氣了。的確，近年來大部分的人都追求精實的身材，偶像明星和演員也花費較多的時間鍛鍊上半身，下半身運動多為輔助，通常只是用來調整身材比例。不過，那些擁有粗壯結實大腿的人，依舊對自己的下半身有著強烈的自信心，也有很多人依然羨慕著他們，可見下半身依舊是男性的重要象徵。此外，由於下半身運動可以提高男性賀爾蒙的分泌量，幫助人體形成肌肉，提升肌力和肌耐力的表現。基於以上種種原因，我們絕對不能放棄訓練下半身。

　　究竟下半身應該粗壯結實，還是纖細筆直，針對這個問題，我沒辦法給予一個定論。但不管你是因為喜歡壯碩的下半身，所以只集中訓練下肢，或是因為想要纖細的下半身，所以完全不練下肢，兩者都是不正確的作法。選擇符合自己目標的運動，均衡發展上半身和下半身的肌肉，才能打造出健康又有魅力的身材。

全方位的
下半身運動

　　本書收錄了 13 個能夠幫助大家進行全方位下肢訓練的動作，有可以平衡上下肢肌肉比例的核心運動，也有能讓下肢維持纖細外表，但提升肌肉彈性的運動。若想要增大肌肉尺寸，也能找到透過高強度運動提

升肌耐力的運動。此外，書中也介紹了能顧及下半身前後上下肌肉整體的運動。

只要根據自己的理想下半身選擇適合的運動，我們就能打造出各式各樣的肌肉樣貌。如果上半身已經很強壯，為了平衡全身肌肉比例，想要練出碩大強壯的下半身的話，可以反覆進行「蹲舉」和「槓鈴腿後深蹲」這兩個運動。如果不想要練出太大塊的肌肉，可以選擇「深蹲跳」，讓全身肌肉均衡發展。如果想要纖細、分離度高且線條精緻的下半身，可以反覆做「深蹲跳」和「行走弓步蹲」的訓練，就能有效提高下半身肌肉的分離度。

先了解
下半身的構造

大腿前側的股四頭肌和後側的膕繩肌是人體最大的肌肉之一。進行下肢運動時，因為會啟動大肌肉，所以消耗的熱量也比較多。擁有鍛鍊良好的下肢肌肉，人體的基礎代謝量也會跟著上升。日常生活中，當我們移動雙腳時，就會使用到主導下肢動作，位於大腿的股四頭肌和膕繩肌以及位於小腿的腓腸肌、比目魚肌和脛骨前肌，這些都是人體非常重要的肌肉。

股四頭肌群

股四頭肌位於大腿前側，由四塊肌肉組成。股四頭肌從骨盆連接到膝蓋，主要掌管膝蓋彎曲或伸直等各種腿部動作。位於大腿前側的股四頭肌是人體最大塊的肌群，持續訓練這個部位可以提高基礎代謝量。訓練股四頭肌的經典動作有「蹲舉」、「深蹲」和「弓步蹲」等運動。

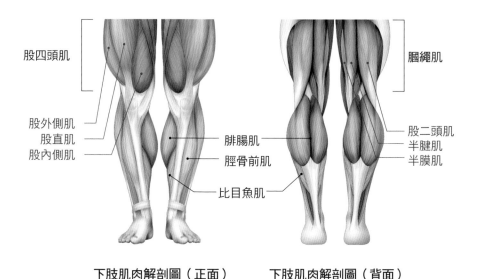

| 股四頭肌 | | 膕繩肌 |

下肢肌肉解剖圖（正面）　　　下肢肌肉解剖圖（背面）

左側標示：
股四頭肌
股外側肌
股直肌
股內側肌

中間標示：
腓腸肌
脛骨前肌
比目魚肌

右側標示：
膕繩肌
股二頭肌
半腱肌
半膜肌

膕繩肌

　　膕繩肌位於大腿後側，當我們要停下動作、減低速度或改變方向時，就會使用到這塊肌肉。因此，需要大量跑動跳躍的運動中，選手容易發生膕繩肌受傷的情況。膕繩肌從臀部連結到膝蓋關節，總共由四塊肌肉組成。和股四頭肌一樣，主要掌管坐下、站立和彎曲伸直膝蓋等動作。訓練膕繩肌的經典動作有「深蹲」和「弓步蹲」等運動。

腓腸肌和比目魚肌

　　小腿後側突起的那塊肌肉就是腓腸肌，位於腓腸肌之下，從小腿兩側凸出的肌肉則是比目魚肌。腓腸肌和比目魚肌大小和長度會因人而異，這兩塊肌肉主要掌管腳踝蹠曲動作，走路一定會用到的代表肌群。有兩個頭的腓腸肌和比目魚肌又統稱為「小腿三頭肌」。「站姿舉踵」是訓練這兩塊肌肉的經典動作。動作時，把注意力放在小腿的收縮和伸展上，可以練出線條感十足的小腿三頭肌。

脛骨前肌

脛骨前肌是指位於脛骨外側的肌肉，彎曲腳背時會用到這塊肌肉。登山和爬樓梯時，這個部位容易感到疲勞。它和腓腸肌和比目魚肌一樣，做腳踝運動時會一起啟動這些肌肉，同樣是走路一定會用到的代表肌群。抬起腳尖的「反向站姿舉踵」是強化脛骨前肌的經典動作。

根據部位目標選擇訓練方式

下半身整體

不只要讓下半身整個變粗壯，還要同時培養肌力和耐力。「槓鈴肩後蹲舉」可以增大下半身尺寸，「深蹲跳」則可以刺激大腿肌肉，讓下肢變得更加結實。

推薦 ▶ 槓鈴肩後蹲舉（頁 168）、深蹲跳（頁 166）

大腿內側

鍛鍊大腿內側肌肉，能讓下肢擁有更強壯的力量。「寬步深蹲」訓練坐下時支撐的力量，可以讓下肢內側肌肉變得更有力，擁有漂亮的線條和提升耐力。

推薦 ▶ 寬步深蹲（頁 171）

大腿前側

強化大腿前側肌肉，打造擁有結實線條的大腿。做「交替弓步蹲」

時，會把重心放在身體前側，可以強化大腿前側肌肉。

推薦 交替弓步蹲（頁 180）

大腿外側

臀部到大腿外側線條一旦變得緊實，就能擁有散發魅力的大腿曲線。「槓鈴前蹲舉」和「槓鈴上舉深蹲」是鍛鍊大腿外側的經典動作，不過在做這兩個動作時，不是無腦的往下坐，而是要一邊感受髖關節的力量，一邊感受大腿外側肌肉發力，反覆做動作。

推薦 槓鈴前蹲舉（頁 174）、槓鈴上舉深蹲（頁 172）

小腿

增加腓腸肌的肌肉分離度，讓小腿肌肉變得更結實有力。「站姿舉踵」可以鍛鍊腓腸肌，讓它的線條感和分離度變得更好。這個動作不太會受傷，能有效鍛鍊小腿肌群。

推薦 站姿舉踵（頁 184）

訓練重點

1. 做下肢運動時，因坐下起立的動作很多，再加上經常會使用大重量練習，所以容易導致關節和韌帶受傷。運動前，一定要做足充分的熱身運動。
2. 做弓步蹲和深蹲動作時，要讓膝蓋和腳尖朝同一個方向，才不會造成關節的壓力。
3. 舉起大重量的運動會造成腰椎負擔，第一次做動作時，建議先用小重量反覆練習，以訓練全身平衡感為主。
4. 做弓步蹲時，注意膝蓋不要超過腳尖。

徒手深蹲

徒手深蹲又被稱為下肢運動的王道，是最基本且每個人都要做的動作。這個動作可以鍛鍊全身肌力，對股四頭肌、股二頭肌和臀大肌的訓練特別有效。根據臀部下沉的位置，可以分成微蹲、半蹲和全蹲。

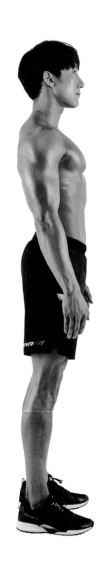

1 自然站立，雙腳與肩同寬，腳尖稍微往外打開。

楊館長的教學重點

注意膝蓋不要朝外，也不要向內夾，讓膝蓋和腳尖維持在相同方向。低頭的話，會徵召到過多的背部肌肉，增加受傷的風險，所以請抬起頭，視線看向正前方。

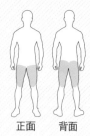

正面　　背面

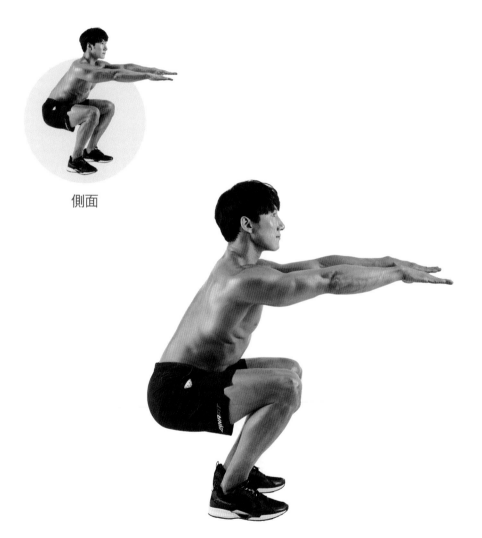

側面

2 雙手向前舉起到肩膀高度，臀部往後推，慢慢往下坐，然後再站起來，回到動作 1。做動作時，注意腰部不要拱起。重複動作 1 和 2。

深蹲跳

在深蹲中加入跳躍的動作，可以刺激到更多的肌肉神經和肌肉纖維。
雙腳落地時，需要啟動更多下肢肌肉的力量才能降低衝擊力道，可以
增加下半身肌肉的彈性，提升爆發力和敏捷性等基礎體能。

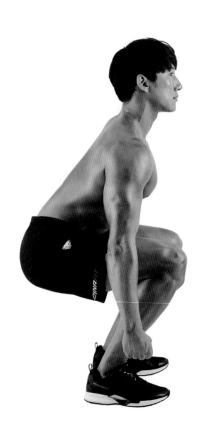

1 雙腳距離比肩膀再稍微寬一點，臀部往後推，
呈現深蹲姿勢。

楊館長的教學重點

雙腳一落地就要彎曲膝蓋，減緩衝擊力道，膝蓋才不會受傷。不要低頭，盡可能維持全身平衡。

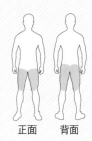

正面　背面

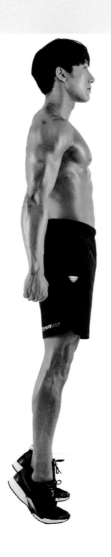

2 打開胸口，用力往上跳到最高點。再次彎曲膝蓋，慢慢回到動作 1。重複動作 1 和 2。

槓鈴肩後蹲舉

根據臀部下沉的位置，可以分成微蹲、半蹲和全蹲。臀部位置越低，股四頭肌、股二頭肌和臀大肌受到的刺激越多。把槓鈴放在肩膀上，增加重量可以把下半身鍛鍊得更加精實。

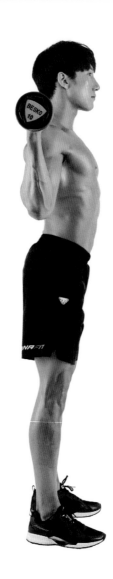

1 自然站立，雙腳距離比肩膀寬一點，腳尖稍微向外打開。
雙手正握槓鈴，放在頭後側的肩膀上。

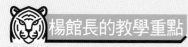
注意上半身不要向前傾，保持胸廓肌肉的張力。使用整個腹部的力量穩住重心，腰和背保持平直，才能避免腰椎受傷。

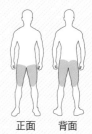

正面　背面

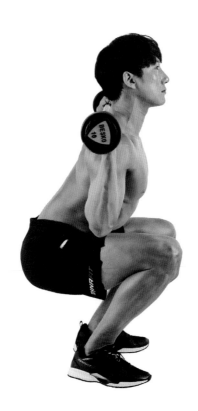

2 臀部往後推，慢慢坐下，腳後跟緊貼地板，雙腳用力撐起槓鈴，
回到動作 1。重複動作 1 和 2。

變化動作

只有膝蓋彎曲的角度不同，其他動作都一樣。全蹲適合中級以上的練習者，
初學者可以練習半蹲和微蹲。寬步深蹲可以有效訓練大腿內側肌肉。

半蹲

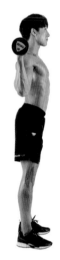
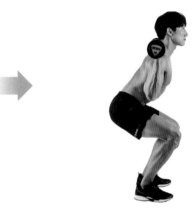

1 自然站立，雙腳距離比肩膀寬一
點，腳尖稍微向外打開。雙手正
握槓鈴，放在頭後側的肩膀上。

2 臀部往後推，慢慢往下坐，直到膝蓋彎
曲至 1/2 的程度。腳後跟緊貼在地，雙
腳用力撐起槓鈴，回到動作 1。

微蹲

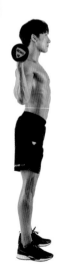
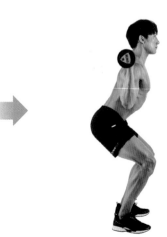

1 自然站立，雙腳距離比肩膀寬一
點，腳尖稍微向外打開。雙手正
握槓鈴，放在頭後側的肩膀上。

2 臀部往後推，慢慢往下坐，直到膝蓋
彎曲 1/4 的程度。腳後跟緊貼在地，
雙腳用力撐起槓鈴，回到動作 1。

寬步深蹲

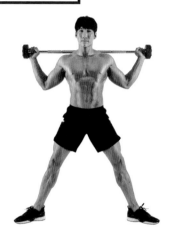

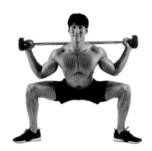

1 自然站立，雙腳距離比肩膀寬很多，腳尖稍微向外打開。雙手正握槓鈴，放在頭後側的肩膀上。

2 臀部往後推，慢慢向後坐，直到大腿比膝蓋還要低，再次站起，回到動作 1。

槓鈴上舉深蹲

比起普通深蹲，槓鈴上舉深蹲是高強度訓練。如果你的目標是減重，一定要把這個動作排進菜單裡。槓鈴上舉深蹲能有效訓練股四頭肌、位於臀部的臀大肌，和大腿後側的股二頭肌。舉起槓鈴後，因為需借助上半身全部的肌肉維持姿勢，所以這個動作可以鍛鍊到全身肌肉，有助於培養身體平衡感。

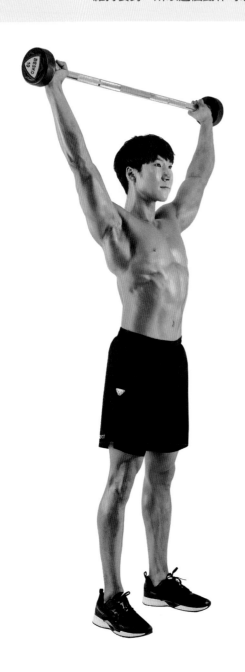

1 自然站立，雙腳與肩同寬，腳尖稍微向外打開。雙手正握槓鈴，伸直雙手，把槓鈴舉到頭部正上方。

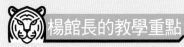

槓鈴舉至頭上方後，注意不要往前或往後傾倒。為了讓肌肉持續發力，手肘不要完全打直，稍微呈現彎曲狀。

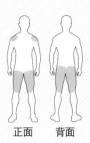

正面　背面

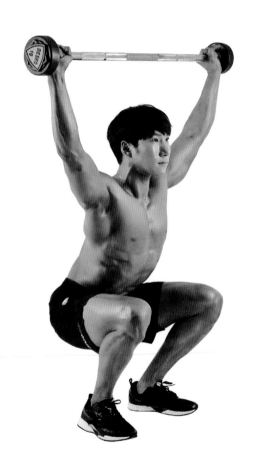

2 臀部往後推，慢慢向後坐，呈現深蹲姿勢。
站直再次回到動作 1。重複動作 1 和 2。

槓鈴前蹲舉

因為前蹲舉是把槓鈴放在肩膀前方反覆動作，所以上半身不會彎曲，背部也能維持在打直的狀態。即便是做全深蹲，也能降低腰椎受傷的風險。前蹲舉能有效訓練臀大肌和大腿後側肌肉，並給予股四頭肌強烈的刺激。

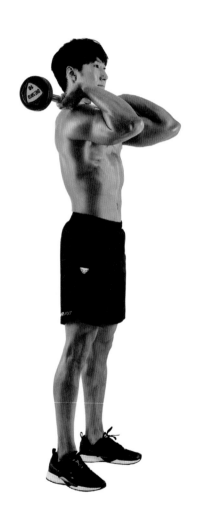
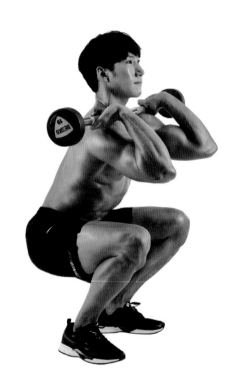

1 自然站立，雙腳與肩同寬，腳尖稍微向外打開。雙手正握槓鈴，讓手腕往身體方向徹底彎曲，把槓鈴放在肩膀上。

2 臀部往後推，慢慢向後坐，呈現深蹲姿勢。站直後，再次回到動作1。注意上半身不要向前傾，肩膀上的槓鈴維持在原位。重複動作1和2。

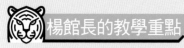

槓鈴重量過重會造成腰椎負擔，建議使用小重量反覆動作的方式，訓練全身平衡感。視線永遠保持看向正前方，保持背部平直。

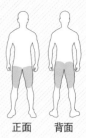

正面　背面

變化動作

只改變抓握方法，其他動作都一樣。

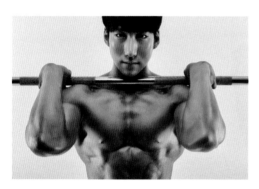

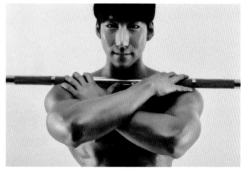

翻抓（clean grip）

把槓鈴放在手和肩膀之間，能夠更穩定地完成動作。翻抓是用雙手正握槓鈴，把手放在肩膀外側，呈現架式（rack）的姿勢。

交叉抓握（x grip）

交叉抓握法推薦給腕關節柔軟度不好的初學者。這個握法是把槓鈴放在肩膀上，運動起來會比較容易。不過，因為槓鈴沒有被固定住，所以槓鈴重量越重，動作就會越不穩定。

槓鈴腿後深蹲

槓鈴腿後深蹲可以強化股四頭肌、股二頭肌、豎棘肌和腓腸肌。
跟一般深蹲相比,這個動作更可以集中鍛鍊下肢肌肉。

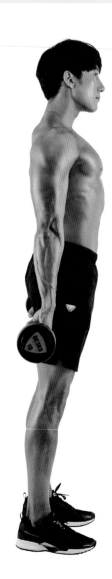

1 自然站立,雙腳打開與肩同寬,腳尖稍微向外打開。
雙手正握槓鈴,把槓鈴放在臀部下方。

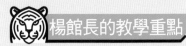

楊館長的教學重點

因為槓鈴放在身體後側，初學者有可能會向後跌倒，記得保持身體
平衡，以免發生意外。

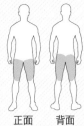

正面　背面

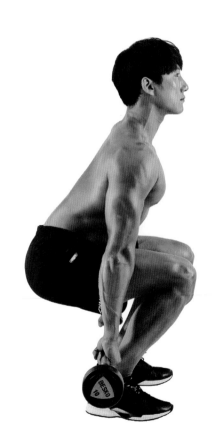

2 臀部往後推，慢慢向後坐，呈現深蹲姿勢。槓鈴緊貼身體，下
放到腳踝處。腳跟緊貼地面，用力站起來，回到動作 1。
重複動作 1 和 2。

單腳弓步蹲

這個動作可以集中訓練臀大肌和股四頭肌，隨著步距的改變，帶來的運動效果也不同。步距較窄時，可以集中鍛鍊股四頭肌。步距較寬時，可以集中鍛鍊臀大肌。

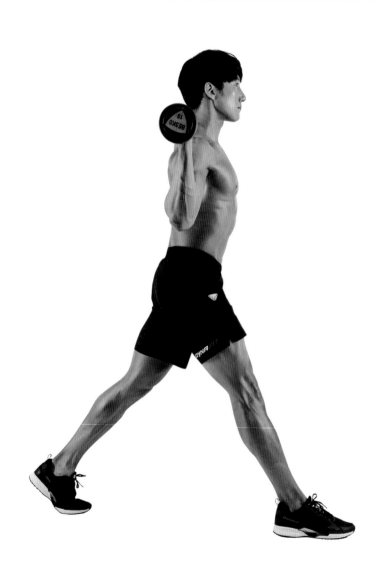

1 自然站立，雙腳稍微張開，一腳往前方踏出。

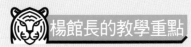
單腳弓步蹲是先進行一隻腳的訓練，再換腳訓練的動作。做動作時，重心要擺放在後腳，所以要注意上半身不往前傾倒，前腳的腳跟也不要離開地面。

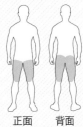

正面　　背面

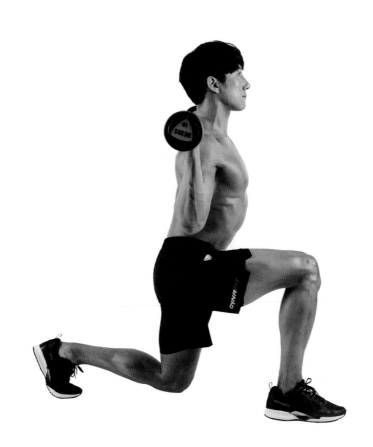

2 慢慢蹲下，讓前腳大腿與地面平行，直到後腳快碰觸到地板為止。
用後腳發力，再次站起來，回到動作 1。重複動作 1 和 2。

交替弓步蹲

左右腳輪流做弓步蹲動作的運動，可以有效刺激臀大肌和股四頭肌。
隨著步距的改變，帶來的運動效果也不同。步距較窄時，徵召到較多
的股四頭肌。步距較寬時，徵召到較多的臀大肌。

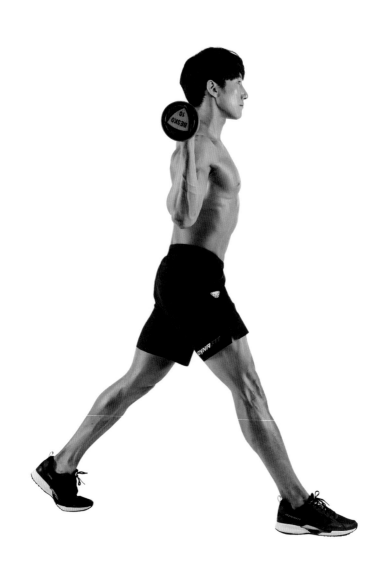

1 自然站立，一腳往前方踏出。雙手正握住槓鈴，放在頭後方的
肩膀上。

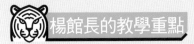
楊館長的教學重點

把注意力放在跨出去的前腳，後腳用來維持身體平衡。

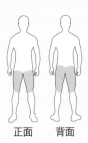

正面　背面

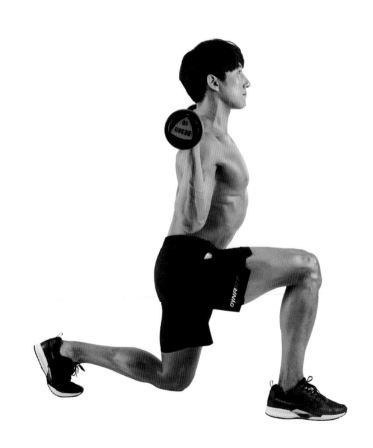

2 慢慢蹲下，讓前腳大腿與地面平行，直到後腳快碰觸到地板為止。
用後腳發力，再次站起來，回到動作 1。
將前腳收回，換另一腳往前踏出。重複動作 1 和 2。

行走弓步蹲

趁交替式弓步蹲左右換腳時,往前行走的訓練方式。移動式弓步蹲的
優點是可以同時達到有氧訓練和肌力訓練的效果。這個動作集中訓練
臀大肌和股四頭肌,並且有助於燃燒體脂肪。

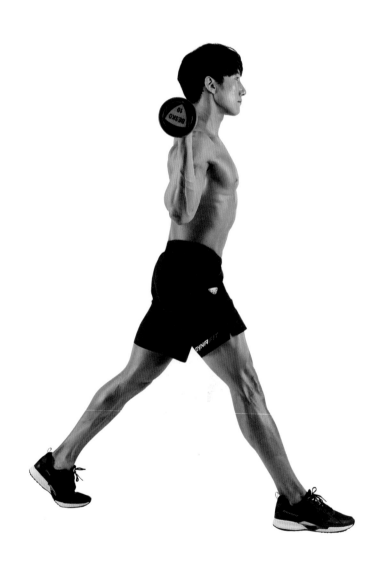

1 自然站立,一腳往前方踏出。雙手正握住槓鈴,放在頭後方的
肩膀上。

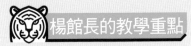

楊館長的教學重點

前腳膝蓋不要超過腳趾尖。

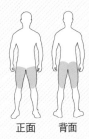

正面　　背面

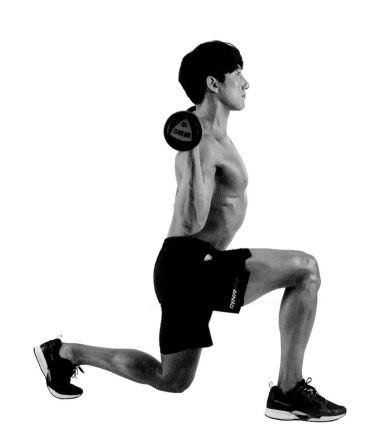

2 慢慢蹲下，讓前腳的大腿與地面平行，後腳碰觸到地板前為止。
用後腳發力，再次站起來，回到動作 1。
後腳往前行走踏出變成前腳，重心放到後腳，重複動作 1 和 2。

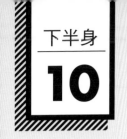

站姿舉踵

強而有力的小腿三頭肌負責支撐身體重量，一整天下來被使用到的次數可達上百上千次。站姿舉踵可以鍛鍊小腿三頭肌，跟著練習的話，你就能擁有結實粗壯，彷彿要炸開來的小腿肌。

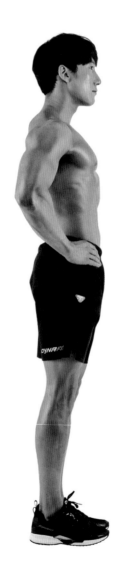

1 自然站立，雙手插腰。

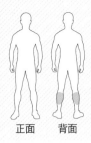
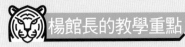

楊館長的教學重點

腳尖朝外張開時，刺激到小腿內側肌肉。腳尖向內併攏時，則刺激
到小腿外側肌肉。

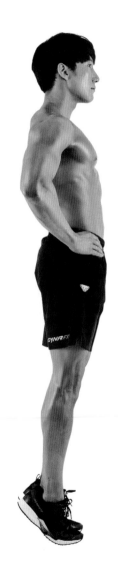

2 微微彎曲膝蓋，盡可能抬起後腳跟，再慢慢放下，回到動作 1。
重複動作 1 和 2。

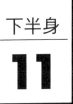

騎驢舉踵

不管再怎麼努力訓練，小腿肌肉都沒有長大的話，建議可以使用大重量來刺激小腿肌。小腿三頭肌是強而有力的肌群，讓它強烈收縮到肌肉產生疼痛感的高強度訓練會更有效。透過不斷反覆的訓練，就能打造出散發男性魅力的小腿肌肉。

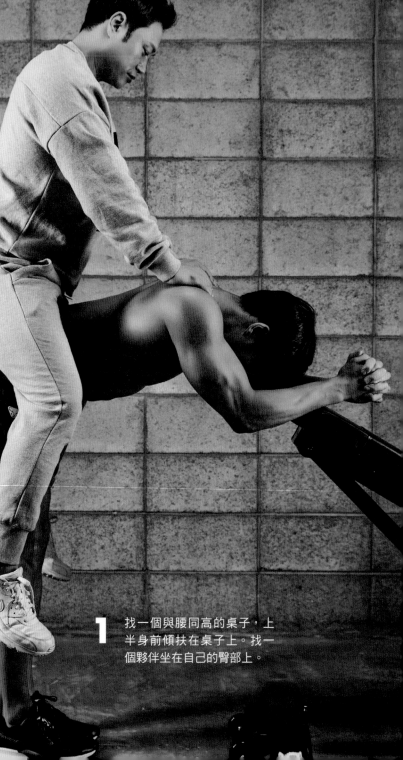

1 找一個與腰同高的桌子，上半身前傾扶在桌子上。找一個夥伴坐在自己的臀部上。

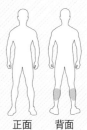
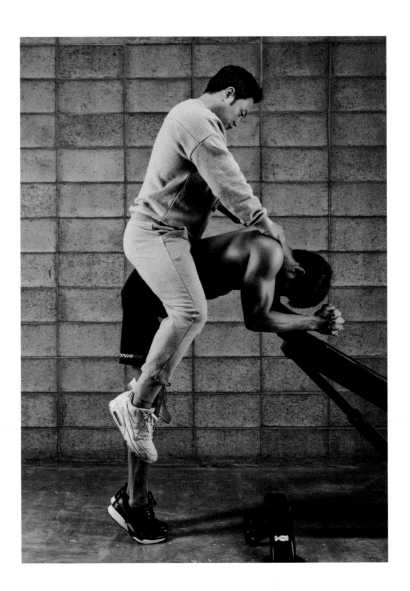

2 稍微彎曲膝蓋，盡可能抬起後腳跟，再慢慢放下回到動作 1。
重複動作 1 和 2。

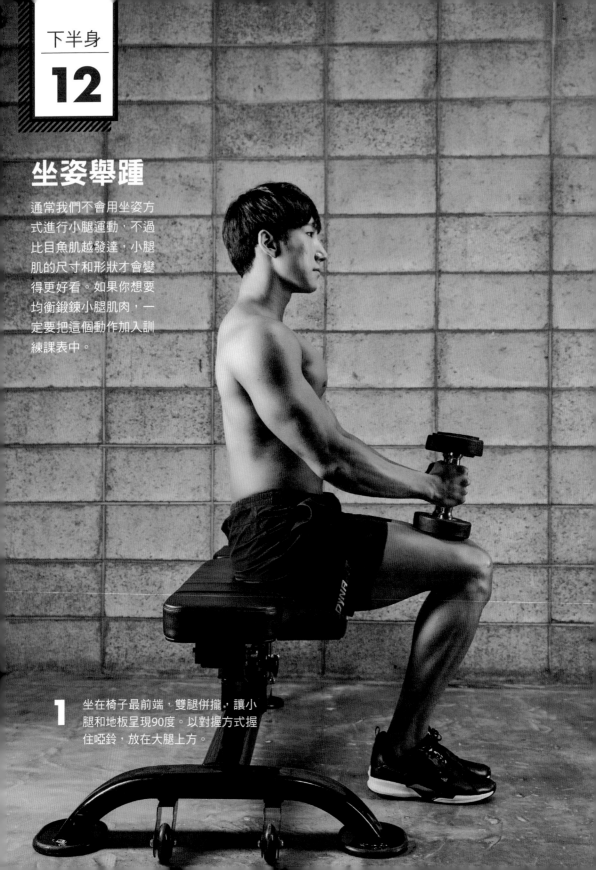

坐姿舉踵

通常我們不會用坐姿方式進行小腿運動，不過比目魚肌越發達，小腿肌的尺寸和形狀才會變得更好看。如果你想要均衡鍛鍊小腿肌肉，一定要把這個動作加入訓練課表中。

1 坐在椅子最前端，雙腿併攏，讓小腿和地板呈現90度。以對握方式握住啞鈴，放在大腿上方。

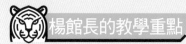
坐姿舉踵可以用安全的姿勢進行高強度訓練，因為就算使用大重量
反覆訓練，也不會造成腰椎的壓力。不要再猶豫了，現在就來挑戰
大重量吧！尤其如果你是因為小腿肚太瘦而感到苦惱的話，比起站
姿舉踵，更要多做坐姿舉踵，才能把小腿內側的肌肉練起來！

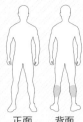

正面　　背面

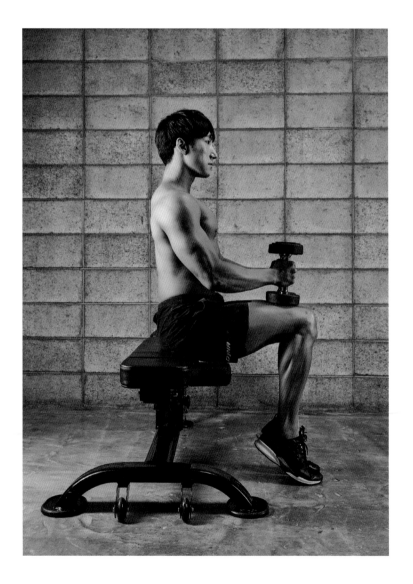

2 盡可能抬起後腳跟，再慢慢放下回到動作 1。
重複動作 1 和 2。

反向站姿舉踵

站姿舉踵是訓練小腿三頭肌的運動，可以幫助我們打造出結實的小腿肌。反向站姿舉踵則可以刺激位於小腿前側的脛骨前肌，讓我們的小腿線條更俐落。

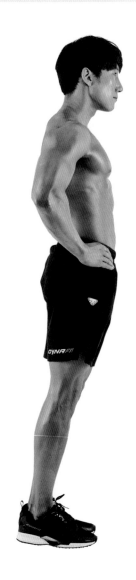

1 自然站立，雙腳稍微分開。

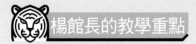
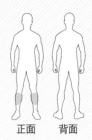
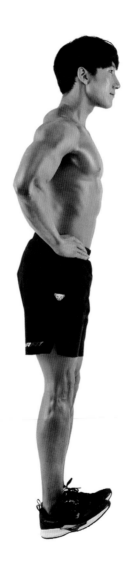

2 稍微彎曲膝蓋，盡可能提起雙腳腳尖，再慢慢放下回到動作 1。
重複動作 1 和 2。

CHAPTER 5

散發出男性魅力的部位

手臂

Arms

讓線條分明的手臂
展現雄壯緊實的身材

日常生活中，結實的胸膛和寬厚的肩膀只能從身體輪廓來展現魅力。不過，當我們把袖子往上拉或穿貼身的短袖上衣時，粗壯強悍且線條分明的手臂就能直接對他人散發出魅力。短袖袖口露出來的壯碩手臂，可說是比任何的名牌手錶都還要迷人。

手臂並不只是單純用來讓我們展現強壯可靠的形象，它也是最常被我們用來防止日常生活中各種傷害的身體部位。還有，當我們在做各種上下肢動作時，手臂也是最常被當作輔助用途的肌肉。因此，為了成功打造魅力爆棚的身材和確保日常生活的安全，在手臂運動這個項目上，我們絕對不可以偷懶。

讓手臂肌肉均衡發展
最棒的運動方法都在這

「彎舉」是訓練肱二頭肌的經典動作，透過手臂的屈曲和伸展，達到訓練手臂前側肌肉的效果。透過這個動作，不只可以訓練由長頭和短頭組成的肱二頭肌，同時也可以鍛鍊到肱二頭肌外側的肱肌和前臂肌群。「伸展」和「臥推」等動作可以訓練肱三頭肌，透過推和伸展的動作鍛鍊手臂後側肌肉。這些動作不只可以練到肱三頭肌，也會同時訓練到胸部和肩膀肌群。

本書收錄了 16 個最有效的手臂肌群訓練運動，這些動作不只能幫助我們打造結實且線條分明的手臂，更能讓手臂前側、外側、後側和內側的肌肉均衡發展，肱肌和前臂肌群呈現均衡比例，維持身體的穩定性和平衡感。

全方位訓練手臂肌肉，除了增大肌肉尺寸外，也要能精雕手臂線條。利用小重量的啞鈴進行多反覆的運動，就能讓肌肉線條變得更細緻。增大手臂肌肉尺寸的同時，也要讓肌肉線條感變得更明顯，才能給人更加壯碩強悍的視覺效果。這麼一來，即便我們沒有特別出力，從正面看過去的時候，手臂也能給人立體飽滿的感覺。

先了解
手臂的構造

人體中，手臂是能做出最多動作的部位。不只如此，不管是胸部運動、肩膀運動還是下肢運動等，幾乎所有的運動都會用到手臂，可說是非常重要的身體部位。藉由規律的運動，手臂肌群和韌帶會變得更加發達，不只外觀美觀，在做其他運動時，能力也會跟著提升。

肱二頭肌

位於上臂的前側，由兩條肌肉組成，因此被稱為肱二頭肌。肱二頭肌可再細分為外側的長頭和內側的短頭。當我們彎曲或朝內側旋轉手臂時，主要使用到的肌肉就是肱二頭肌。鍛鍊肱二頭肌的運動有「集中彎舉」、「啞鈴彎舉」和「槓鈴彎舉」。根據不同的抓握方式，運動到的手臂部位也不一樣。寬握距抓取槓鈴時，可以刺激肱二頭肌內側的肌

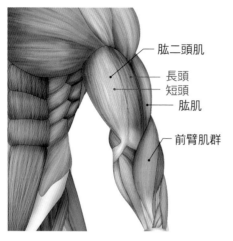

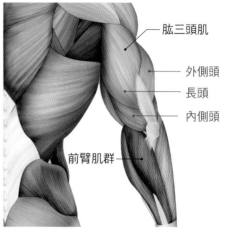

手臂肌肉解剖圖（正面）　　　　**手臂肌肉解剖圖（背面）**

肉。窄握距抓取槓鈴時，可以刺激肱二頭肌外側的肌肉。若想讓肌肉線條變得更清楚，比起槓鈴，更建議使用啞鈴進行訓練。

肱肌

肱肌位於肱二頭肌和肱三頭肌之間，彎曲手臂時，會連同肱二頭肌一起使用到這條肌肉。雖然說大部分的肱二頭肌訓練都會同時刺激到肱肌，但在做「啞鈴錘式彎舉」和「反向槓鈴彎舉」時，可以訓練到更多的肱肌。肱肌變得更強壯時，肱二頭肌外側看起來就會更飽滿，從正面看過去時，能讓手臂顯得更加粗壯。

肱三頭肌

位於上臂後側，由長頭、外側頭和內側頭三條肌肉組成。當我們以手肘為中心伸展手臂時，就會使用到肱三頭肌。因為肱三頭肌內側的長頭橫跨到肩膀關節，所以肱三頭肌和肩膀的三角肌具備防止肱骨脫臼的

功能。鍛鍊肱三頭肌的運動有「臥姿槓鈴肱三頭肌伸展」、「槓鈴窄握臥推」、「臥姿啞鈴肱三頭肌伸展」、「啞鈴過頭伸展」和「雙槓撐體」等動作。肱三頭肌屬於身體上的小肌群，和其他大肌群不同，訓練時需要更多耐心。不過，只要我們好好訓練它，就能練出馬蹄形狀的帥氣肌肉。

前臂肌群

以手肘為基準，手肘以下的肌肉被稱為前臂肌群，由伸肌群和屈肌群組成。因為一般人不會特別鍛鍊前臂肌群，所以你或許會覺得有點陌生。不過，鍛鍊前臂肌群能培養手掌抓握的能力，做肱肌運動也會使用到前臂肌群，所以一定要鍛鍊這個部位。位於前臂內側的肌肉稱為前臂屈肌群，手腕向內彎屈會使用到這塊肌肉。強化前臂屈肌群的運動有「槓鈴手腕彎舉」和「啞鈴手腕彎舉」等動作。位於前臂外側的肌肉稱為前臂伸肌群，手腕朝手背方向彎屈時會使用到這塊肌肉。強化前臂伸肌群的運動有「槓鈴反向手腕彎舉」和「啞鈴反向手腕彎舉」等動作。

根據部位目標
選擇訓練方式

肱二頭肌

增大肱二頭肌的肌肉尺寸，能讓上臂的前後看起來飽滿。雖然從正面看時，肱二頭肌是位於手臂前側的肌肉，但若能讓肱二頭肌顯得飽滿，就能給人一種整個手臂都很粗壯的感覺。

推薦 槓鈴彎舉（頁 214）、集中彎舉（頁 222）

肱肌

把位於肱二頭肌外側的肱肌練起來，不管是從正面還是側面看，都會讓整個手臂肌肉顯得很飽滿。

推薦▶ 反向槓鈴彎舉（頁 216）、啞鈴錘式彎舉（頁 220）

肱三頭肌

在把肱三頭肌尺寸練大的同時，也要細修肌肉線條，才不會給人一種笨重感。「俯身啞鈴肱三頭肌伸展」動作中，當手腕朝後抬起時，讓手腕向外轉就能練出細緻的肌肉線條。

推薦▶ 臥姿槓鈴肱三頭肌伸展（頁 198）、槓鈴窄握臥推（頁 200）、俯身啞鈴肱三頭肌伸展（頁 212）

前臂肌群

試著練出結實粗壯的前臂。增大前臂肌群尺寸的同時增加肌肉分離度，就能打造出粗壯又立體的前臂。擁有一雙結實且線條漂亮的前臂能讓你的男性魅力更上一層樓。

推薦▶ 背後槓鈴手腕彎舉（頁 226）、槓鈴反向手腕彎舉（頁 228）

訓練重點

1. 做手臂運動時，經常會發生身體或手肘前後移動的狀況。腹部持續出力，盡量讓身體不要前後晃動。把手肘固定在腋下旁邊，反覆做動作，就能達到更好的效果。

2. 如果無法確定自己是否有練到目標肌群，可以用另一隻手輕觸目標肌群，感受動作對肌肉帶來的刺激。

臥姿槓鈴肱三頭肌伸展

這個動作能有效訓練肱三頭肌，槓鈴朝頭頂後方下放，可以幫助訓練
肱三頭肌尺寸，並培養肌力。

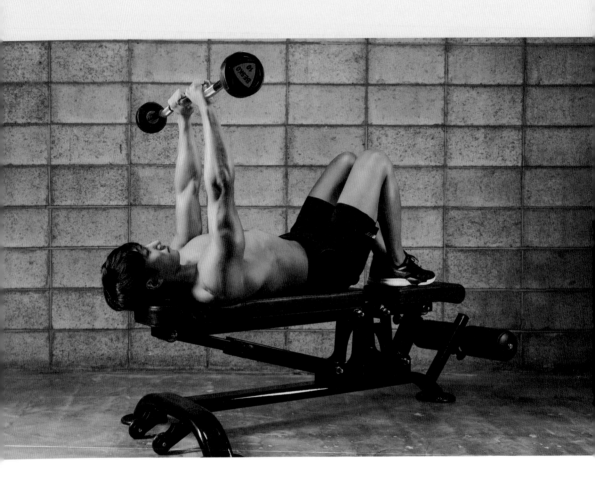

1 躺在臥推椅上，兩腳踩在椅子的尾端。雙手正握住槓鈴，
舉在肩膀正上方。

注意臀部不可以離開椅子，手肘固定不動，只用前臂做動作。雙腳踩踏在椅子尾端固定不動，可以幫助我們把注意力放在肱三頭肌上。槓鈴朝頭頂後方下放時，可以使用大重量做訓練，但若是朝額頭方向下放時，大重量有可能會造成手肘負擔，建議使用小重量多反覆的訓練方式，強化手肘附近的肌肉。

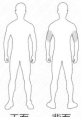

正面　　背面

2 手肘固定不動，槓鈴慢慢朝頭頂後方下放，伸展肱三頭肌後，再次把槓鈴推起，回到動作 1。重複動作 1 和 2。

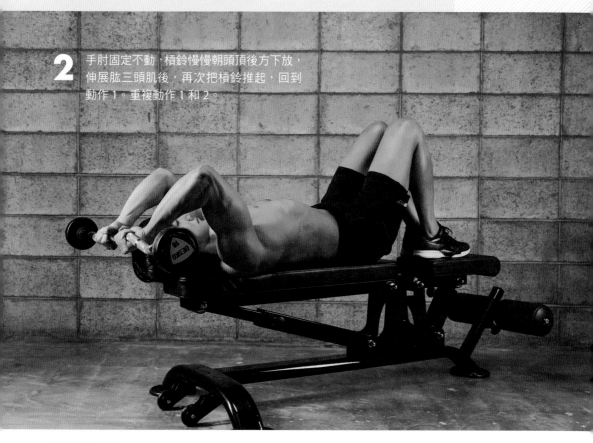

變化動作

只有槓鈴下放的角度不同，其他動作都一樣。朝額頭方向下放時，若使用大重量有可能會造成手肘壓力，請使用小重量多反覆的訓練方式，或是只下放到眉毛高度。

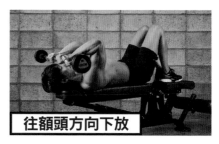

往額頭方向下放

槓鈴朝額頭方向下放時，訓練部位是靠近手肘的內側頭。往頭頂後方下放時，訓練部位是靠近腋下的長頭。

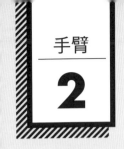
槓鈴窄握臥推

用窄握距方式抓握住槓鈴,反覆做動作能夠提升肌肉的阻抗性。當我們無法再繼續做臥姿槓鈴肱三頭肌伸展時,可以換成槓鈴窄握臥推,讓肱三頭肌的肌肉爆發性成長增生。雖然這個動作能有效訓練肱三頭肌、胸大肌和前三角肌,但我們可以把大部分的注意力放在肱三頭肌上。

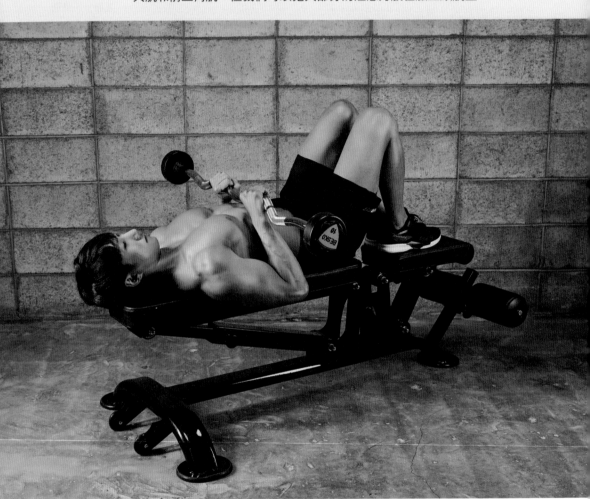

1 躺在臥推椅上,雙腳踩在椅子的尾端。雙手用窄握距方式握住槓鈴,放在下胸處。使用窄握距抓握槓鈴時,可能會造成手肘壓力,要多加小心。

楊館長的教學重點

手肘向外打開時，可以刺激到肱三頭肌外側。手肘向內集中時，可以刺激肱三頭肌內側。雙手握距越寬，刺激到越多的胸肌。握距越窄，刺激到越多的肱三頭肌。動作時，不要用胸部的力量，而是用肱三頭肌的力量推起槓鈴，才能刺激到肱三頭肌。

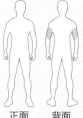

正面　　背面

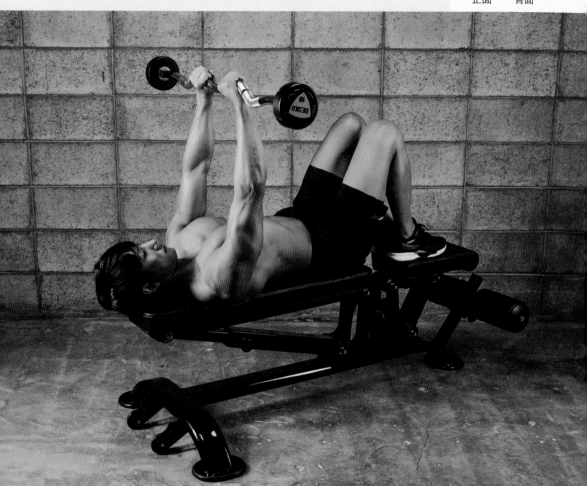

2 注意力放在肱三頭肌上，推起槓鈴後，再慢慢放下回到動作 1。
重複動作 1 和 2。

槓鈴過頭伸展

肱三頭肌是手臂肌肉中最大塊的肌肉，如果想把手臂練得粗壯，就要集中訓練肱三頭肌，而非肱二頭肌。雙手正握抓取槓鈴，可以集中訓練肱三頭肌的外側頭肌肉。

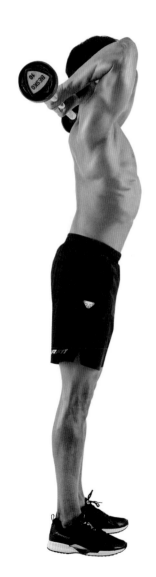

1 自然站立，雙腳與肩同寬。雙手正握抓取槓鈴，慢慢放到頭後側。

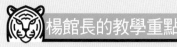
當手肘上下晃動或往兩側張開時，會徵召到其他肌群，導致肱三頭肌受到的刺激變少。將上臂和手肘固定在耳朵旁邊，只用前臂反覆做動作。

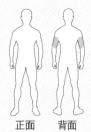

正面　背面

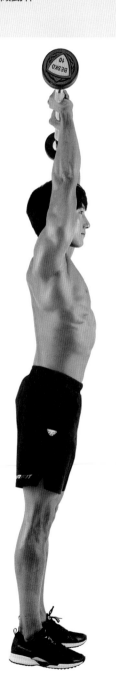

2 手肘固定在耳朵旁邊，舉起槓鈴後，再次回到動作 1。重複動作 1 和 2。

板凳撐體

板凳撐體是把身體撐在臥推椅上做的訓練動作，我們有可能會在無意間使用下半身分擔身體重量。做這個動作時，下半身不要出力，把注意力放在肱三頭肌上，就能練出馬蹄狀的結實肱三頭肌。

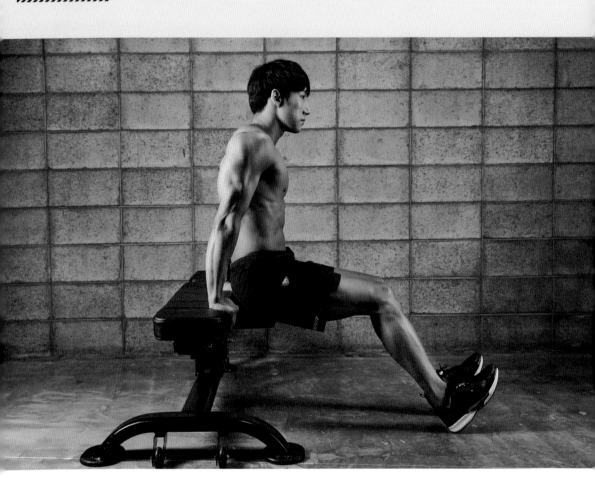

1 雙手放在臥推椅的邊緣，雙腳腳跟頂在地上。
盡可能挺直上半身，膝蓋稍微彎曲。

楊館長的教學重點

盡可能挺直上半身，保持穩定不晃動。撐在椅子上的雙手距離越窄，刺激到越多肱三頭肌外側肌肉。距離越寬，刺激到越多內側肌肉。撐起身體時，不要完全伸直手臂，讓肌肉持續出力，腰部緊貼椅子，讓背和臀部擦過椅子邊緣。如果想提高運動強度，可以在大腿上放槓片。

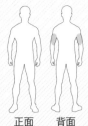

正面　　背面

2 前臂和地板呈現垂直狀，慢慢放低身體，讓肩膀盡可能降得比手肘還要低。再次撐起身體，回到動作 1。重複動作 1 和 2。

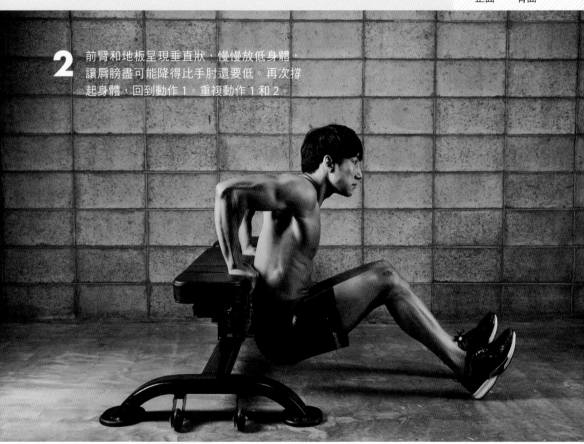

變化動作

只有抓握的距離不同，
其他動作都一樣。

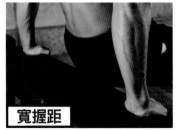

寬握距

訓練肱三頭肌的內側肌肉。

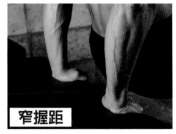

窄握距

訓練肱三頭肌的外側肌肉。

臥姿啞鈴肱三頭肌伸展

這個動作能有效增大肱三頭肌的尺寸，尤其在使用對握法抓取啞鈴時，能給予肱三頭肌長頭更多的刺激。啞鈴下放到額頭上時，刺激範圍是靠近手肘的內側頭。下放到頭頂後方時，刺激範圍是靠近腋下的長頭。

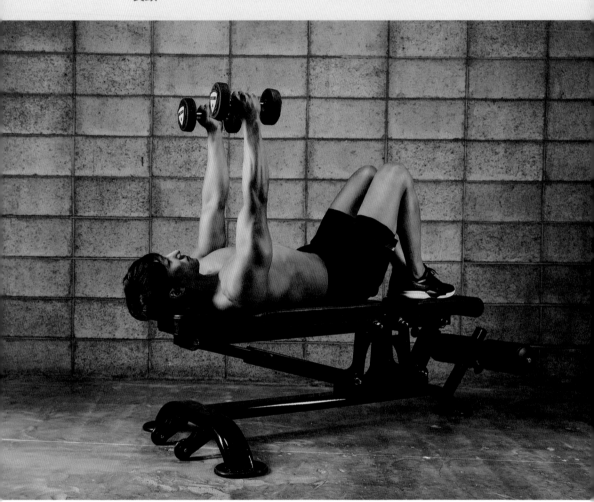

1 躺在臥推椅上，雙腳踩在椅子尾端。使用對握法抓取啞鈴，伸直手臂，舉高在肩膀上方。

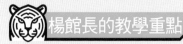

楊館長的教學重點

注意臀部不要離開臥推椅，手肘固定不動，只用下手臂來
完成動作。

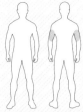

正面　背面

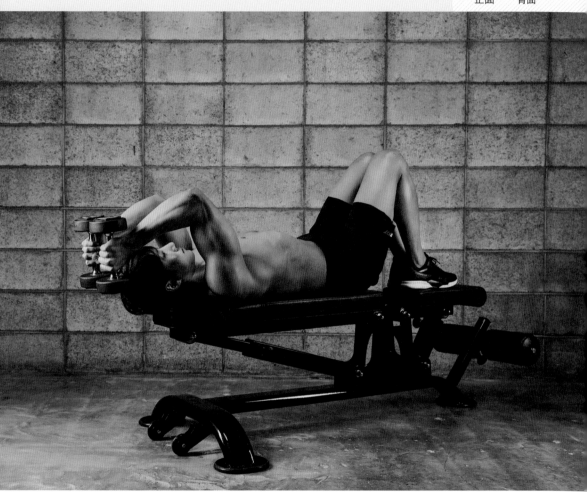

2 手肘固定不動，啞鈴朝頭頂後方慢慢下放，伸展肱三頭肌後，
再次舉起啞鈴，回到動作 1。重複動作 1 和 2。

比起槓鈴，使用啞鈴運動時，肱三頭肌的可動作範圍更大。我們可以透過不同角度的動作，雕刻出細緻的肱三頭肌線條。

臥姿啞鈴雙手肱三頭肌伸展

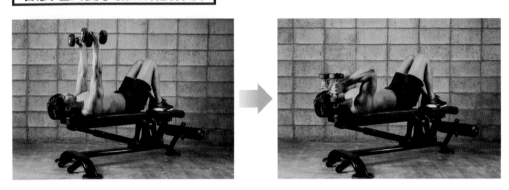

啞鈴下放到頭頂後方時，刺激範圍是靠近腋下的長頭。下放到額頭上時，刺激範圍是靠近手肘的內側頭。不過，往額頭方向做動作時，有可能造成手肘的壓力，建議使用較輕的重量。

臥姿啞鈴單手肱三頭肌伸展

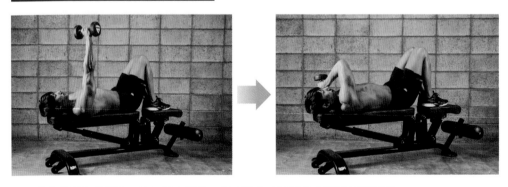

這個動作是孤立式訓練，比起雙手運動，單手動作時更能集中訓練目標肌群。

臥姿啞鈴單手輔助肱三頭肌伸展

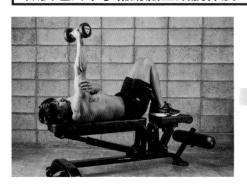 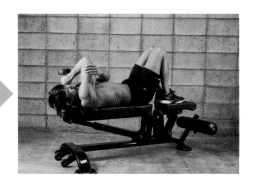

初學者進行單手運動時，容易因為手臂晃動而造成危險。我們可以用另一隻手抓住訓練手，幫忙穩住手臂。推薦初學者使用這個訓練方式，幫助自己更穩定地進行孤立式運動。

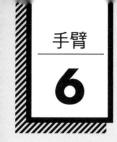

手臂

6

啞鈴過頭伸展

因為這個動作讓肱三頭肌伸展到最長後再次收縮，所以能有效增大肌肉尺寸。尤其是伸直手臂垂直地面的姿勢能集中強化肱三頭肌的長頭，進而打造出線條鮮明的手臂肌肉。

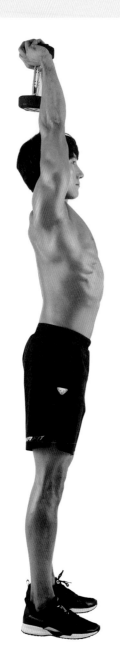

1 自然站立，雙腳與骨盆同寬。
雙手抓起一個啞鈴，伸直手臂，舉在頭上。

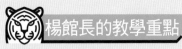

這個動作的重點是讓上半身保持穩定，不要晃動。如果你的姿勢不穩定或是想練習孤立式運動的話，可以找一張有椅背的椅子坐下，用腹部出力，腰部不塌陷，反覆進行動作。

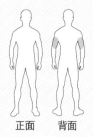

正面　　背面

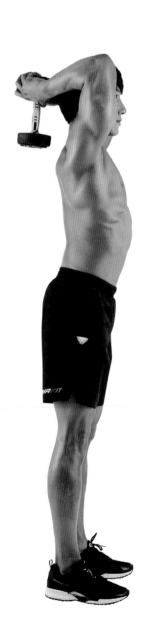

2 手肘固定在耳朵兩側，把啞鈴往後下放，再慢慢舉起，回到動作 1。重複動作 1 和 2。

俯身啞鈴肱三頭肌伸展

俯身啞鈴肱三頭肌伸展能有效訓練整個肱三頭肌。這個動作可以進行多次數的反覆訓練，我們可以持續做到肱三頭肌產生燃燒感，有助於消除手臂後方的贅肉，讓肱三頭肌的線條變得更加鮮明。

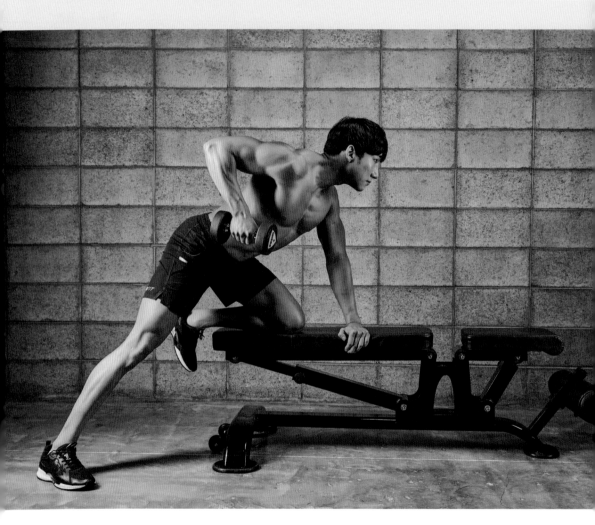

1 一腳跪在椅子上，另一腳伸直向後踩在地上。上半身向前傾，一手撐在椅子上，另一手用對握方式抓住啞鈴，彎曲手肘將啞鈴固定在腰部旁邊。此時，稍微彎曲膝蓋，保持身體平衡。

楊館長的教學重點

舉起啞鈴的時候,讓大拇指朝內側稍微旋轉,可以給予肱三頭肌外側頭更強烈的刺激,有效雕塑肱三頭肌的形狀。

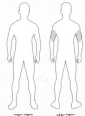

正面　背面

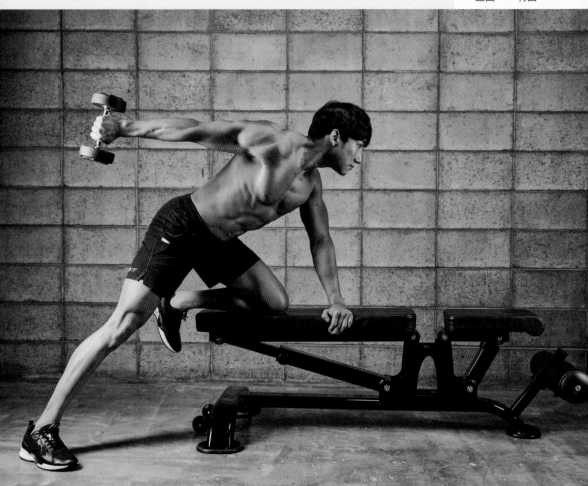

2 前臂固定不動,伸直手肘舉起啞鈴,慢慢放下,回到動作 1。
重複動作 1 和 2。

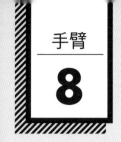
槓鈴彎舉

這個動作可以有效訓練手臂前側的大肌肉肱二頭肌,和包覆前臂的前臂肌群。

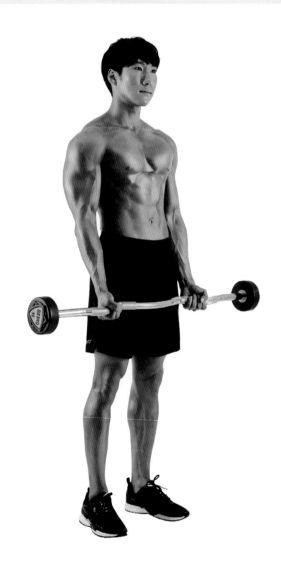

1 自然站立,雙腳與肩同寬,雙手反握抓取槓鈴,放在大腿前方。
此時,讓手肘完全伸直,固定在腰側。

舉起和放下槓鈴時，要固定好手肘和上半身，避免它們前後晃動。手肘往前抬起或往兩側張開時，會徵召到過多的肩膀肌肉。手肘往後方移動時，可動作範圍變小，導致肌肉的收縮和延展度下降。使用直式槓鈴可能會造成手腕壓力，建議手腕控制度較差的人使用W槓鈴做動作，槓鈴本身的曲線可以減低手腕壓力。

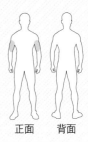

正面　背面

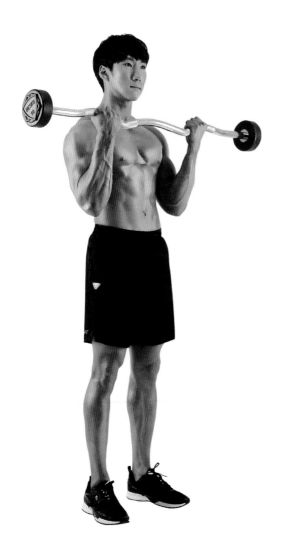

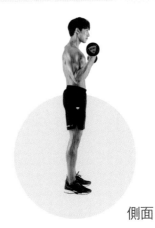

側面

變化動作

只有改變握距，其他動作都一樣。

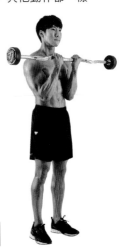

窄握距

2 彎曲手肘，舉起槓鈴至鎖骨高度後，再慢慢放下回到動作1。重複動作1和2。

寬握距刺激較多的肱二頭肌內側，窄握距刺激較多的肱二頭肌外側。

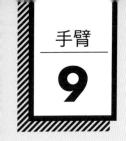
反向槓鈴彎舉

反向槓鈴彎舉可以有效訓練手臂前側的大肌肉肱二頭肌和包覆前臂的前臂肌群，尤其這個動作更能有效強化手腕附近和肱二頭肌的外側肌肉。如果手腕柔軟度較差，可以使用W槓鈴練習，減低手腕壓力。

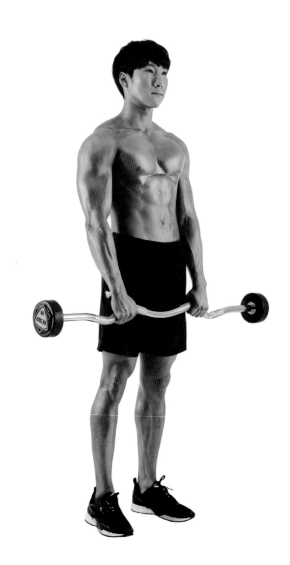

1 自然站立，雙腳與肩同寬。雙手正握抓取槓鈴，放在大腿前側。此時，讓手肘完全伸直，固定在腰側。

舉起和放下槓鈴時,要固定好手肘和上半身,避免它們前後晃動。
手肘往前抬起或往兩側張開時,會徵召到過多的肩膀肌肉。手肘往
後方移動時,可動作範圍變小,導致肌肉的收縮和延展度下降。

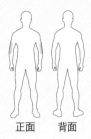

正面 　背面

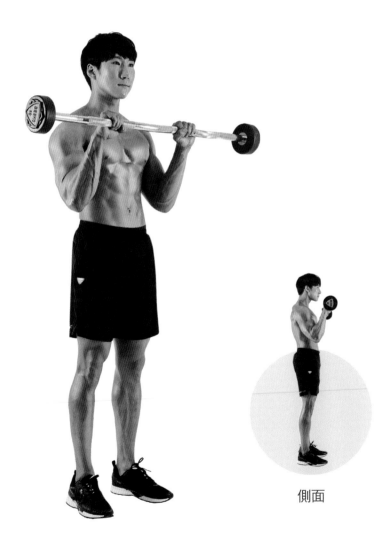

側面

2 彎曲手肘,舉起槓鈴至鎖骨高度後,再慢慢放下回到動作 1。
重複動作 1 和 2。

啞鈴彎舉

啞鈴彎舉是強化肱二頭肌的經典動作。啞鈴的可動作範圍比槓鈴更大更自由。這個動作能增大肱二頭肌的尺寸，練出鮮明的肌肉線條。

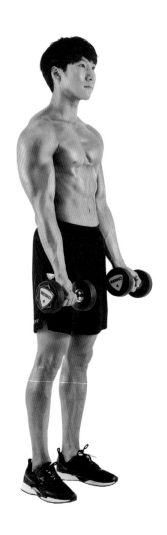 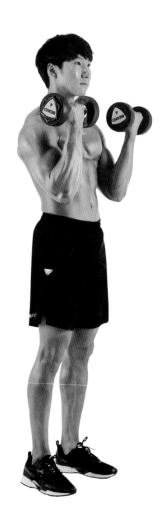

1 自然站立，雙腳與骨盆同寬。反手抓握住啞鈴，放在大腿前。此時，將手肘固定在腰側。

2 手掌心朝上舉起啞鈴，再慢慢放下回到動作 1。重複動作 1 和 2。

楊館長的教學重點

舉起啞鈴時，注意前臂不要和地面垂直。反覆做動作時，用眼睛觀察肱二頭肌是否有在收縮，這樣運動效果才會更好。如果想讓肱二頭肌達到最大程度的收縮，動作過程中可以加入外旋（大拇指方向）動作。

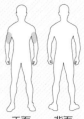

正面　　背面

變化動作

握法相同，僅用單手動作。

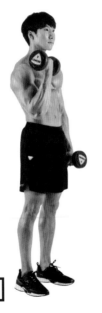

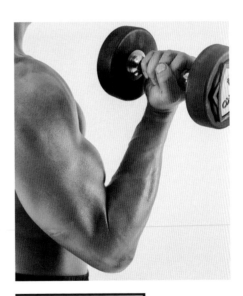

啞鈴單手彎舉

一次只做一手，進行單側訓練時，可以更專注在肱二頭肌上。也可以做左右手輪流的啞鈴交替彎舉。

啞鈴彎舉外旋

外旋手腕時，像是擰抹布一樣，讓肱二頭肌最大程度的收縮，達到最有效的刺激。

啞鈴錘式彎舉

如果想讓手臂變得更粗壯有力，打造散發男性魅力的上半身，就一定
要做錘式彎舉訓練。這個動作能有效訓練肱二頭肌、肱肌和從上臂連
到下臂的肱橈肌，同時訓練到上下手臂，並讓肌肉線條變得更精緻。
尤其是從側面看時，可以讓肱二頭肌看起來更壯。

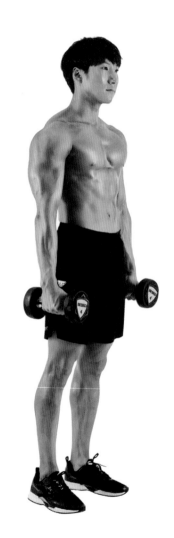

1 自然站立，雙腳與骨盆同寬。以對握方式抓住啞鈴，
垂放在大腿兩側。此時，讓手肘固定在側腰。

220

放下啞鈴時，要一邊感受阻力，一邊慢慢放下，直到手肘完全伸直。手肘往前抬起或往兩側張開時，會徵召到過多的肩膀肌肉。手肘往後方移動時，可動作範圍變小，導致肌肉的收縮和延展度下降。動作過程中，保持上半身穩定，盡量不要晃動。

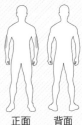

正面　　背面

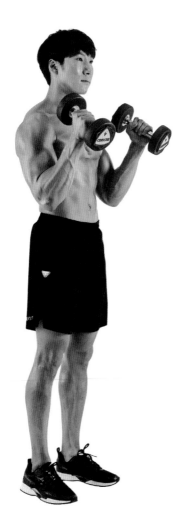

變化動作

握法相同，僅用單手動作。

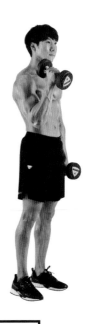

2 舉起啞鈴到最高點後，慢慢放下回到動作 1。重複動作 1 和 2。

啞鈴單手錘式彎舉

一次只做一手。進行單側訓練時，可以更專注在肱橈肌上。肱橈肌是日常生活中經常使用到的肌肉，因此又被稱為勞動型肌肉或苦力肌。

集中彎舉

這個動作可以集中訓練肱肌，讓肱二頭肌的頂端變得更加高聳，不只能把肱二頭肌練得又圓又大，更能讓你擁有飽滿且線條好看的粗壯手臂。

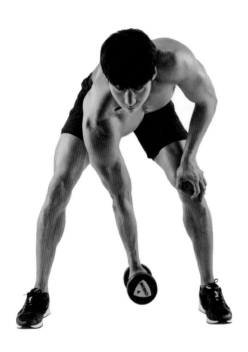

1 自然站立，雙腳距離比肩膀再寬一點，一隻手以對握方式抓住啞鈴。上半身前傾直到和地板平行為止，膝蓋微彎。握住啞鈴的那隻手朝地面自然下放。

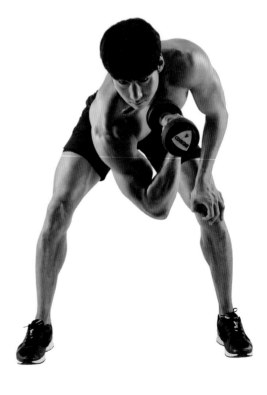

2 保持上半身和手臂不晃動，啞鈴舉至對側臉頰的高度後，再慢慢放下回到動作 1。重複動作 1 和 2。

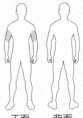

楊館長的教學重點

彎曲手肘，啞鈴舉到最高點時，讓手腕稍微朝大拇指外側方向旋轉，幫助肱二頭肌達到最大程度的收縮。

正面　　背面

變化動作

手肘靠在腿上，初學者能夠更容易完成動作。

手肘靠在膝蓋上做動作

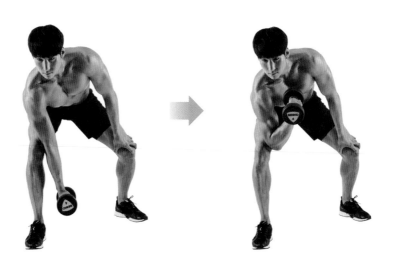

把手臂靠在膝蓋內側，慢慢舉起啞鈴。
這個動作的重點是要完全伸直手臂，刺激肱二頭肌。

槓鈴手腕彎舉

手腕彎舉會用到前臂上大部分的肌肉,可以說是前臂運動的重點動作。這個動作可以強化手腕附近的關節,訓練前臂肌群。可以使用大重量進行練習,有效強化握力,同時訓練到肌肉和力氣。

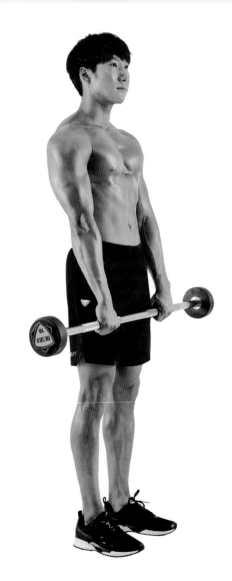

1 自然站立,雙腳與肩同寬。雙手正握槓鈴,放在大腿前側。

因為前臂經常抵抗各種阻力,所以可以用大重量多次數的方式進行高強度訓練。不過,這個動作也有可能導致手腕受傷,所以要選擇自身能控制的重量。

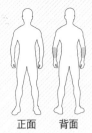

正面　背面

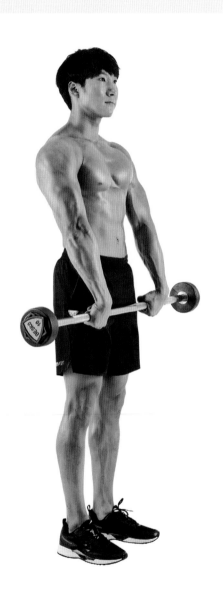

2 手肘和其他部位固定不動,只有手腕朝身體方向內捲,再慢慢放鬆回到動作 1。重複動作 1 和 2。

背後槓鈴手腕彎舉

因為是手心朝上彎曲手腕,所以可以特別集中訓練到前臂中的屈肌群。簡單來說,這個動作能集中訓練前臂內側肌群,強化容易受傷的手腕附近關節和前臂肌群,提升手部握力。

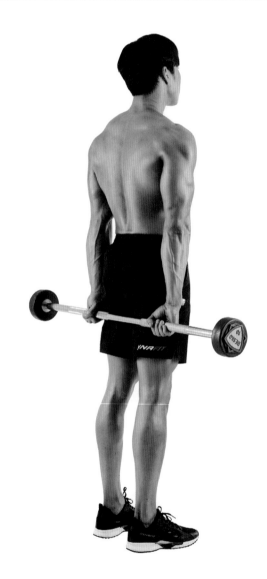

1 自然站立,雙腳與肩同寬。手掌朝上握住槓鈴,放在身體後方。
此時,讓手肘固定在身軀兩側。

因為前臂經常抵抗各種阻力，所以可以用大重量多次數的方式進行
高強度訓練。不過，這個動作也有可能導致手腕受傷，所以要選擇
自身能控制的重量。

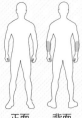

正面　背面

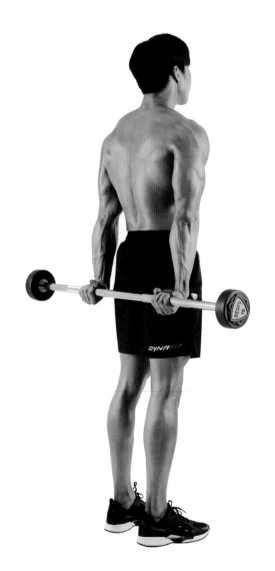

2 手肘和其他部位固定不動，只有手腕朝身體方向內捲，
再慢慢放鬆回到動作 1。重複動作 1 和 2。

槓鈴反向手腕彎舉

手背朝上動作，可以特別集中鍛鍊到前臂肌群中的伸肌群。簡單來說，這個動作能夠集中訓練前臂外側肌群。強化容易受傷的手腕附近關節和前臂肌群，提升手部握力。

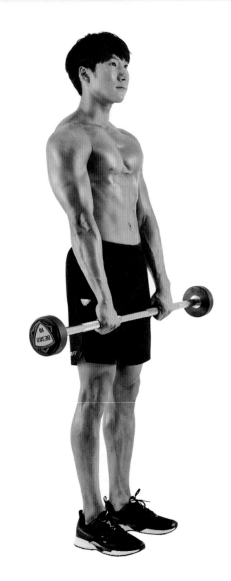

1 自然站立，雙腳與肩同寬。雙手正握槓鈴，放在大腿前方。

雖然是手腕彎舉，但因為這個動作是手背朝上，我們用到的是使用頻率較低的肌肉，所以要用小重量多次數的方式訓練，之後再慢慢增加強度。不過，這個動作也有可能導致手腕受傷，所以要選擇自身能控制的重量。

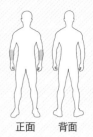

正面　　背面

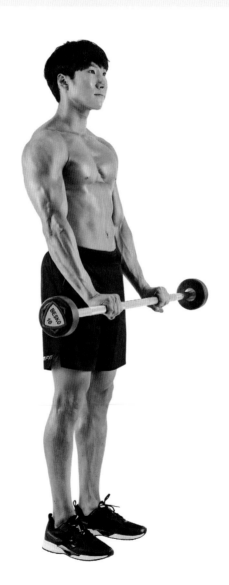

2 手肘和其他部位固定不動，只抬起手腕，再慢慢放下回到動作 1。
重複動作 1 和 2。

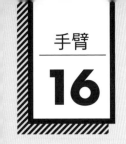

啞鈴手腕彎舉

手腕彎舉會用到前臂上大部分的肌肉,可以說是前臂運動的重點動作。這個動作可以強化手腕附近的關節,訓練前臂肌群。可以使用大重量進行練習,有效強化握力,同時訓練到肌肉和力氣。不過,這個動作也有可能導致手腕受傷,所以要選擇自身能控制的重量。

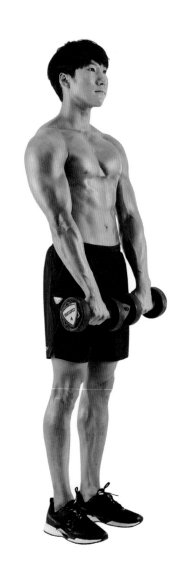

1 自然站立,雙腳與肩同寬。雙手正握啞鈴,放在大腿前側。

楊館長的教學重點

因為前臂經常抵抗各種阻力,所以可以用大重量多次數的方式進行高強度訓練。使用啞鈴時,手腕的控制度較好,可以透過各種動作促使前臂肌群收縮。

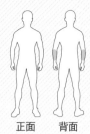

正面　　背面

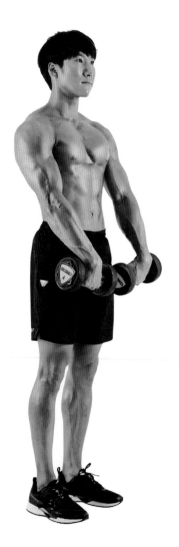

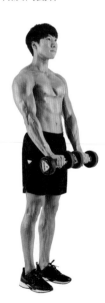

變化動作

握法相同,做反向動作。

2 手肘和其他部位固定不動,手腕朝身體方向彎曲,再慢慢放鬆回到動作 1。重複動作 1 和 2。

啞鈴反向手腕彎舉

平常我們比較少有機會使用到前臂的外側肌群,規律訓練可以幫助強化手腕和手臂肌肉。

CHAPTER 6

苦盡必會甘來的部位

腹部

Abs

打造線條明顯的
冰塊盒立體腹肌

　　和其他肌肉一樣，每個人身上都有腹肌。只是腹肌通常被肥厚的脂肪覆蓋住，必須藉由增加肌肉量，讓線條變得鮮明，並且在完全剷除脂肪後，腹肌才會露出來。不過，只要是付出努力，使用正確姿勢規律反覆訓練的人就能擁有這塊肌肉。然而，腹肌無法透過訓練增大尺寸，且腹部又容易堆積體脂肪，所以守護腹肌的唯一祕訣就是維持規律的運動習慣。

全面刺激上腹、下腹和腹外斜肌
才是腹肌運動的王道

　　本書收錄了 12 種腹肌運動，這些動作主要用來刺激上腹部、下腹部和腹外斜肌。唯有全面刺激上腹、下腹和腹外斜肌，才能完整打造出帥氣的腹肌。因此，在做腹肌運動時，我們必須讓這三個部位的肌肉均衡發展。由於腹肌是能夠快速適應刺激的肌群，如果一直重複相同動作的話，腹肌接受到的刺激會突然降低，所以我們必須交替進行上腹、下腹和腹外斜肌的運動，不斷變化給予刺激的部位。

　　如果你習慣最後才練腹肌，不妨試著改變運動順序，把腹肌運動排在其他部位前面，進行高強度訓練，有助於腹肌發展。進行腹肌訓練時，組間休息時間要短，動作盡可能放慢，重點是讓腹部肌肉長時間保持收緊。我要再強調一次，沒有經過訓練的腹肌是絕對不可能變強的。若想

擁有結實立體的六塊腹肌，訓練是唯一的方法，沒有捷徑可走。只有日復一日反覆訓練，才有可能練出所有人都想擁有的腹肌。

先了解
腹部的構造

腹肌的正面由四塊肌肉組成，分別是長條形的腹直肌；與肋骨相同方向，覆蓋住側腰的腹外斜肌；位於腹直肌和腹外斜肌下方的腹內斜肌和腹橫肌。它們雖然各自是獨立的肌肉，但卻彼此交疊在一起，扮演著保護內臟的重要角色。此外，這些肌肉也具備著讓上半身前傾、側傾和旋轉的功能。

腹直肌

腹直肌是一條很長的肌肉，從腹部正面延伸到恥骨。脊椎向前彎曲或腹部使力時會用到這條肌肉。有趣的是，腹直肌另外一個重要功能是抵抗地心引力，讓身體不往前傾倒。換句話說，挺直身體也會使用到腹直肌。此外，腹直肌太弱可能會導致腰椎弧度過大，進而引發腰痛的問題。強化腹直肌的經典運動有「捲腹」、「反向捲腹」、「仰臥抬腿」和「V 字仰臥起坐」等動作。

腹外斜肌

腹外斜肌起始於肋骨，肌肉外觀就像是梳子的齒一樣，包覆著我們的身體側邊。腹外斜肌像一堵柔軟有彈性的牆壁，能幫助我們提升腹壓（腹腔內的壓力）、讓身軀向前或向側邊彎曲和轉動腰部。鍛鍊腹外斜

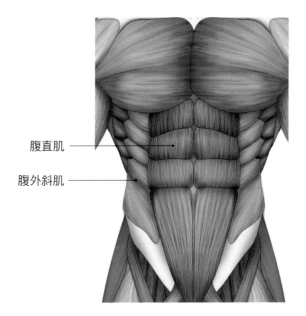

腹直肌

腹外斜肌

腹部肌肉解剖圖（正面）

肌的經典運動有「側身捲腹」和「上身轉體捲腹」等動作。

腹內斜肌

　　跟腹外斜肌相比，腹內斜肌的位置較深，腹內腹外斜肌兩者呈現X型。這塊肌肉並不會因為鍛鍊而顯露在外面。腹內斜肌、腹外斜肌和腹橫肌就像是一座綁得很穩固的吊床，負責支撐和保護內臟。透過訓練，可以讓它們的功能發揮得更好。腹內斜肌和腹外斜肌之間的阻抗作用可以防止身體往左或往右歪斜，幫助我們維持端正的姿勢，是一塊非常重要的肌肉。鍛鍊腹內斜肌的經典運動有「反向側身捲腹」和「單車式捲腹」等動作。

根據部位目標
選擇訓練方式

上腹部

如果想擁有線條俐落的腹肌，就要讓胸肌和腹肌完全分離，練出腹肌的起點。位於胸肌下方，腹肌的上半段被稱為上腹部。因為我們腹肌的大小有極限，所以訓練重點是讓腹肌線條鮮明。為了達到這個目的，我們要讓腹肌一塊一塊突起，彼此之間的界線分明。

推薦 捲腹（頁238）

下腹部

剷除脂肪，清楚呈現下腹部線條是打造完美腹肌的必經之路。只有徹底甩掉下腹脂肪，下腹肌才有可能顯露出來，這也是身體中最難練的肌肉之一。透過集中訓練的方式，鍛鍊下腹部的肌肉，挑戰成為擁有完美六塊肌的人吧！

推薦 懸吊反向捲腹（頁252）

腹外斜肌

剷除側腰贅肉，讓腹外斜肌的線條更加明顯。腹外斜肌起始於肋骨，是一塊覆蓋住整個側腰的肌肉。透過對向手腳交叉扭轉的方式，能有效訓練這塊肌肉。若想練出完美腹肌，就一定要做這個動作。

推薦 單車式捲腹（頁244）

1. 做腹部運動的一大重點是不要靠反作用力。使用反作用力做動作時，雖然可以增加次數，但不只運動效果很差，還會增加脊椎和下半身肌肉的介入，造成腰椎負擔。

2. 做捲腹運動時，若雙手十指交扣在頭部後方，可能會用手臂力量拉扯頸部，所以建議把雙手放在頭部兩側或前方。

3. 做捲腹和相關變化動作時，不是拉起上半身，而是要有捲起肩膀和上腹部的感覺。上半身往下躺時，肩膀不要完全碰觸到地板，要稍微離地，讓肌肉保持張力。

4. 為了做高強度的腹肌運動，訓練腰背力量也是非常重要的一件事，只有這樣我們才能避免運動傷害。

5. 腹肌是適應能力非常好的肌群，如果一直反覆進行相同的訓練，腹肌會習慣訓練強度。肌肉感受度下降時，我們可以改變運動順序，執行高強度的訓練。

6. 腹部訓練一定要同時搭配有氧運動。如果腹部脂肪較厚，練完腹肌後，必須接著進行40分鐘的有氧運動。

捲腹

捲腹是腹肌運動中最基礎的動作,能有效訓練腹部上方的腹直肌。
捲腹能練到六塊肌的上半段,讓腹肌的輪廓顯露出來。

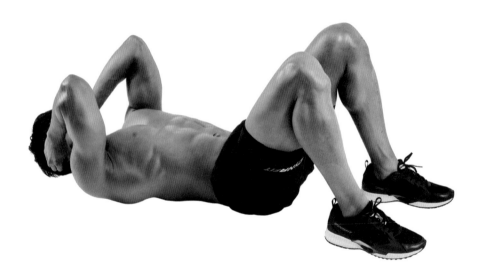

1 躺在地上,雙腳屈膝,雙手放在耳朵兩側。做這個動作時,
注意腰部必須緊貼在地板上。

捲腹不是硬拉起上半身,而是用捲起肩膀和上腹部的感覺帶起上半身。上半身往下躺時,肩膀不要完全碰觸到地板,要稍微離地,讓肌肉保持張力。下半身不要出力,感受整個過程帶來的阻力,把注意力放在上腹部。

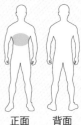

正面　背面

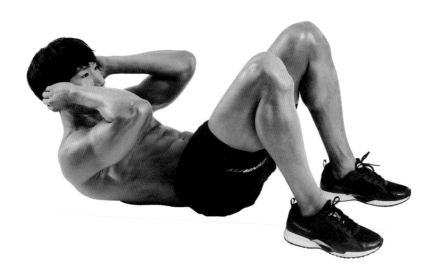

2 按照頭、肩膀、上背的順序慢慢捲起上半身,再慢慢回到動作 1。
重複動作 1 和 2。

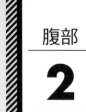
上下捲腹

上下捲腹是只靠腹部的力量，讓上下肢同時抬起的動作，能有效鍛鍊位於腹部中央的腹直肌。雖然說這是個高強度的運動，但透過這個動作訓練就能讓我們六塊肌顯露出立體線條。如果想擁有巧克力腹肌，就絕對不能放棄這個動作。

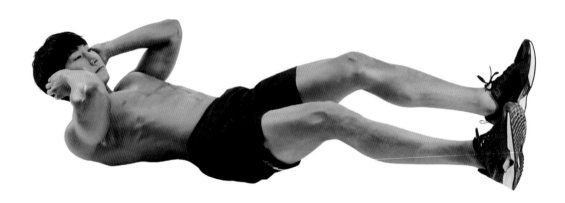

1 躺在地上，雙腳併攏並稍稍抬起。頭部和肩膀也稍微抬起，不要完全放在地板上。雙手放在耳朵兩側。

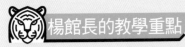
不要使用反作用力,腰部不可離地,讓腰椎緊貼地板。為了避免手臂力量拉扯到脖子,我們把雙手放在耳朵兩側,而不是十指交扣放在腦後。

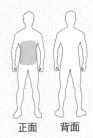

正面　背面

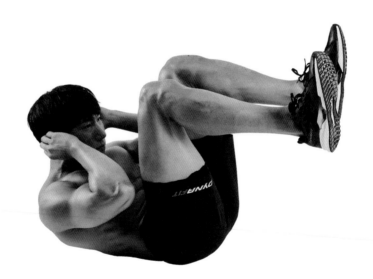

2 同時快速捲起上下肢,到達最高點後,再慢慢放下回到動作1。
重複動作 1 和 2。

上身轉體捲腹

轉體捲腹是一邊扭轉側腰，讓腹肌反覆收縮的運動，練腹肌的同時也具有燃燒體脂肪的效果。這個動作還會帶到上腹部、腹部外側和側腰的腹斜肌，不只可以讓腰部曲線變得更滑順，也能同時練出結實的腹肌。

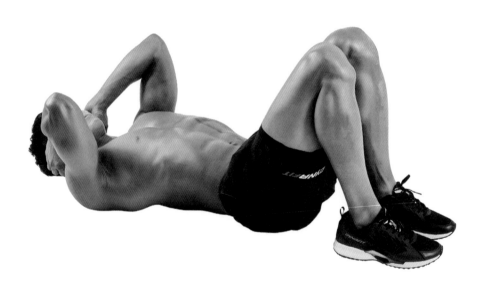

1 躺在地上，雙腳屈膝，雙手放在耳朵兩側。

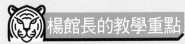

楊館長的教學重點

姿勢不穩定時，腹斜肌受到的刺激就會降低。因此，比起次數，用正確姿勢做動作更重要。左右交替進行時，如果發現動作不夠穩定，可以先固定做同一邊，下一組動作再做另一邊。

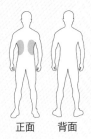

正面　背面

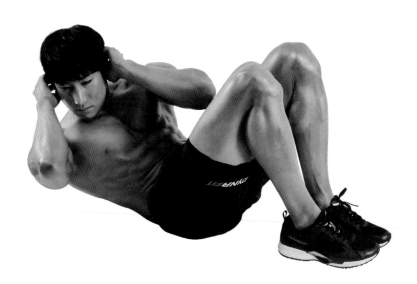

2 向右捲起上半身，讓左手手肘去找右腳膝蓋。上半身慢慢往後躺，但肩膀不要碰觸到地板，回到動作 1。重複動作 1 和 2。另一側也是以相同方式進行。

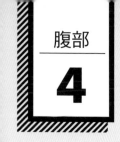

單車式捲腹

單車式捲腹做起來雖然極度痛苦，但帶來的效果也非常好。靠腹部的力量抬起上下肢的同時轉動身軀，反覆扭轉腹肌，持續給予腹直肌和腹斜肌刺激。這個激烈的動作能有效燃燒體脂肪，讓腹肌形狀更加鮮明。

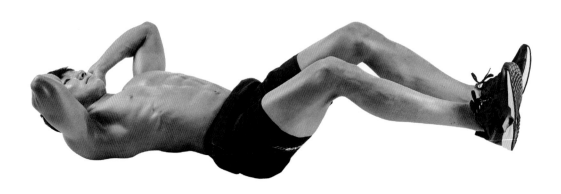

1 躺在地上，稍微抬起雙腳，膝蓋微彎。雙手放在耳朵兩側。

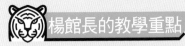

做動作時，頭部和雙腳不要碰到地板，持續保持腹部張力。左右交替進行時，如果發現動作不夠穩定，可以先固定做同一邊，下一組動作再做另一邊。

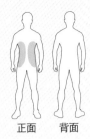

正面　背面

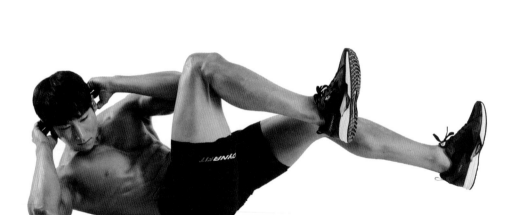

2 旋轉上半身，同時右腿稍微拉回，左手手肘碰觸到右腳膝蓋後，慢慢回到動作 1。重複動作 1 和 2。
另一側也是以相同方式進行。

側身捲腹

側身捲腹具有扭轉腹肌的效果，能讓側腰和上腹部的輪廓更加明顯。
比起鍛鍊上腹部的一般捲腹動作，側身捲腹的動作範圍較短，因此要
盡量抬起肩膀，讓腹肌強烈收縮，達到更有效的訓練。

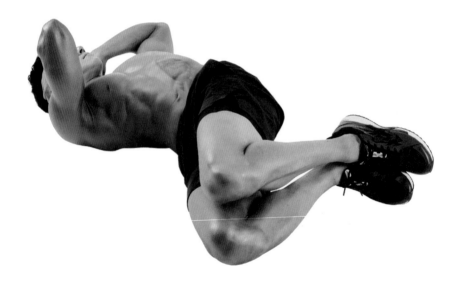

1 躺在地上，雙腳屈膝倒向一邊。兩側肩膀都貼在地上，雙手放在
耳朵兩側。

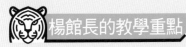
這個動作是扭轉下半身,而非上半身,注意上半身不要往側邊傾倒。先做完同一側,下一組再接著做另一側。動作過程中,注意側倒的膝蓋不要離開地面。

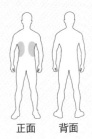

正面　背面

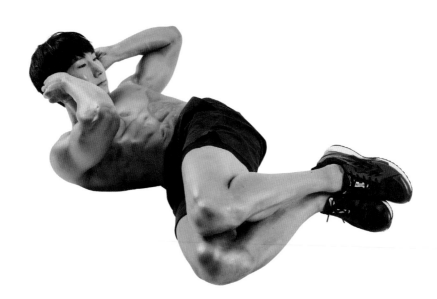

2 盡可能抬起頭部和肩膀後,上半身再慢慢往下放,但不要完全碰到地板,反覆動作即可。另外一側也是以相同方式進行。

反向捲腹

反向捲腹不是抬起上半身，而是舉起雙腳，藉此強化腹直肌的下半部。
舉起雙腳時，要想像臀部靠近胸口，而不是雙腿往上踢，把注意力放在
下腹部，強力收縮腹部肌肉。膝蓋碰到身體會無法保持下腹部的張力，
必須特別注意這一點。

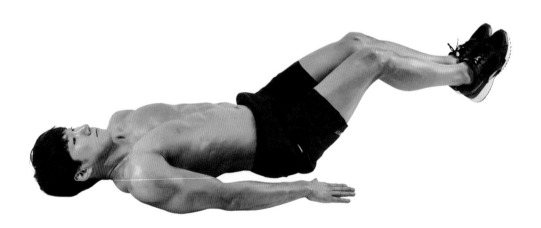

1 躺在地板上，雙腳併攏，膝蓋彎曲成 90 度。
雙手自然放在地面上。

膝蓋彎曲90度，捲抬起臀部的基礎反向捲腹能有效鍛鍊腹肌的收縮能力。稍微打平膝蓋角度，雙腳盡量靠近地板但不碰地，捲抬起臀部的方式，使得肌肉活動範圍較大，可讓腹直肌完全伸展後再收縮，能有效延展腹肌。雙腿伸直時，大腿內側會用力，導致下腹部的刺激變少。做動作時，腰椎要持續緊貼地板，注意雙腿不要完全打直。

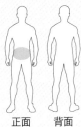

正面　　背面

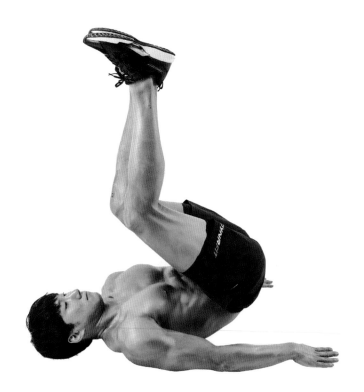

2 膝蓋彎曲角度保持不變，抬起臀部，讓雙腿盡可能靠近胸口，再慢慢放下，回到動作 1。重複動作 1 和 2。

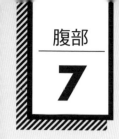

反向側身捲腹

反向側身捲腹是難度較高的進階動作。上半身固定不動，只有下半身
往側邊旋轉，強力收縮腹斜肌。抬起雙腳時，可以強化腹直肌的下段
肌肉。這個高強度的動作能打造出宛如梳子形狀的側腰肌肉。

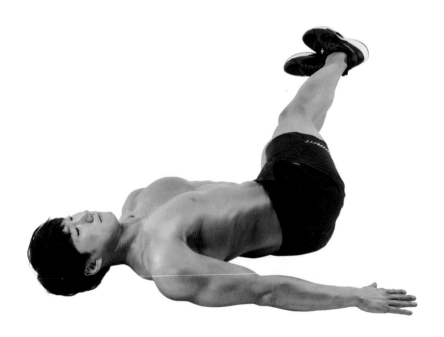

1 躺在地板上，雙腿屈膝，下半身往側邊扭轉，抬起雙腳稍微離地。
雙手自然放在地板上，肩膀不要離開地板。

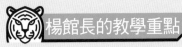

楊館長的教學重點

動作過程中，雙腳膝蓋要保持併攏。肩膀緊貼地面，不使用反作用力來動作。

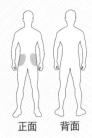

正面　　背面

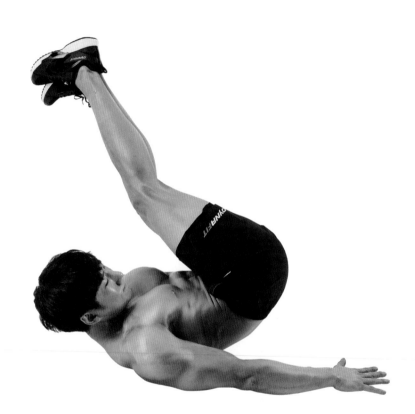

2 上半身固定不動，臀部側邊盡可能往胸口方向捲起，再慢慢放下回到動作 1。重複動作 1 和 2，左右交替反覆進行。

251

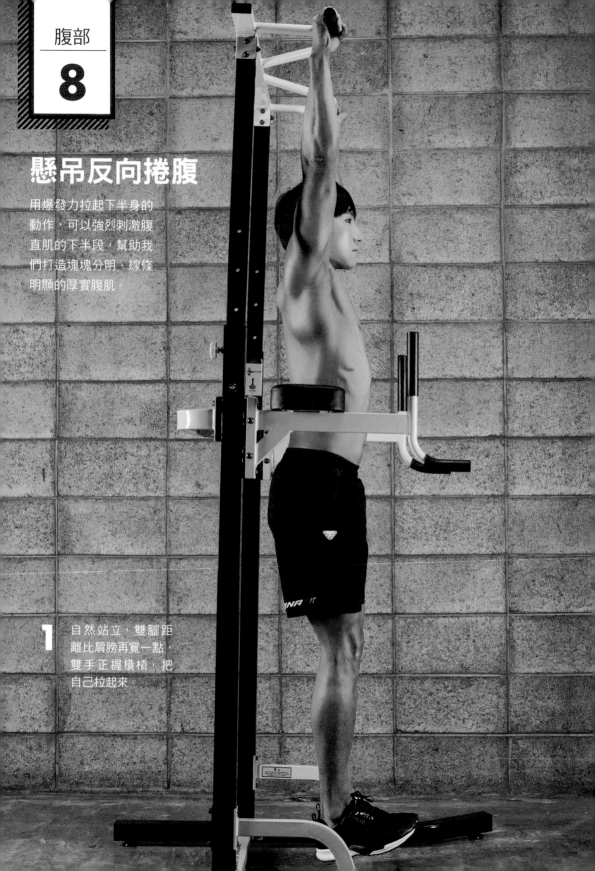

懸吊反向捲腹

用爆發力拉起下半身的動作，可以強烈刺激腹直肌的下半段，幫助我們打造塊塊分明、線條明顯的厚實腹肌。

1 自然站立，雙腳距離比肩膀再寬一點，雙手正握橫槓，把自己拉起來。

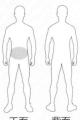

楊館長的教學重點

做這個動作要好好固定住身體，保持穩定不晃動，盡量不要使用反作用力。如果想要維持肌肉的收縮感，可以讓膝蓋彎曲至90度。若想讓下腹部呈現屈曲，可以微彎膝蓋，捲起臀部做動作。

正面　　背面

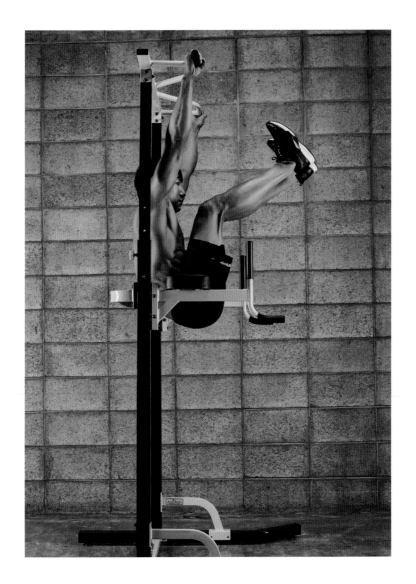

2 捲起臀部，當膝蓋抬到胸口高度後，再慢慢放下回到動作 1。
重複動作 1 和 2。

仰臥抬腿

仰臥抬腿能有效訓練下腹直肌和從脊椎連到大腿骨的髂腰肌。這個動作能集中訓練下腹部，腹肌線條不明顯時，做這個動作能打造出性感的恥骨和平坦結實的下腹部。

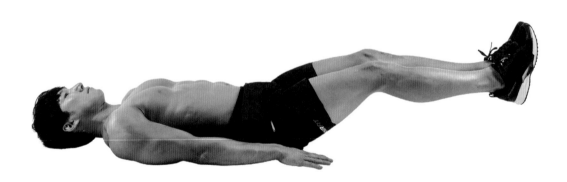

1 躺在地板上，稍微抬起雙腳。雙手自然放在地板上。

楊館長的教學重點

想像把雙腳拉往胸口,把注意力放在下腹部,不使用反作用力。若想提高強度,可以抬起頭部。雙腿一邊慢慢往下放,一邊感受那股阻力,注意雙腳不要碰到地板。

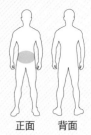

正面　背面

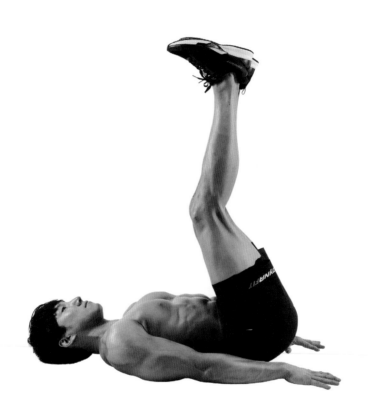

2 雙腳打直往上抬高後,慢慢放下回到動作 1。重複動作 1 和 2。

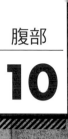

懸吊抬腿

懸吊抬腿可以強烈刺激
下腹部,幫助我們找回
腹肌輪廓。由於我們整
個人懸吊在橫槓上,只
要能保持身體不會前後
晃動做出動作的話,就
能讓原本隆起的下腹部
變得平坦結實。

1 自然站立,雙腳
站得比肩膀距離
再寬一點。雙手
正握住橫槓,把
自己拉起來。

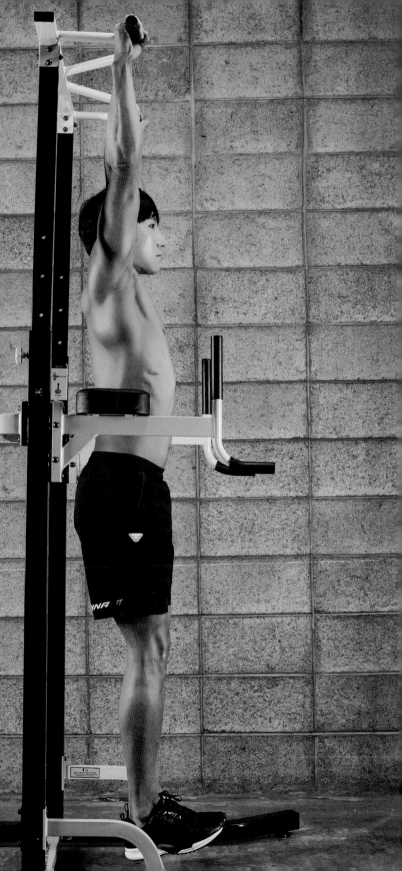

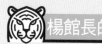 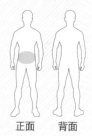

楊館長的教學重點

雙腳往下放時，不要下放到和地板呈現垂直狀，並隨時收緊下腹部。如果覺得這個動作太困難的話，可以只抬起膝蓋，靠近胸口後就慢慢放下，做懸吊屈膝抬腿的動作。

正面　背面

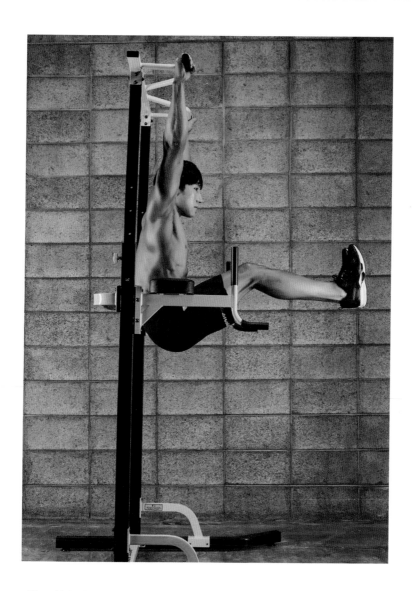

2 抬起雙腳，直到臀部和地板呈現水平狀。慢慢放下雙腳，回到動作 1。重複動作 1 和 2。

V字仰臥起坐

抬起上肢和下肢的同時，身體必須保持穩定不晃動，是一個需要平衡感的動作。V字仰臥起坐能同時刺激上腹部和下腹部，幫助我們在短時間內，提升腹肌線條感。

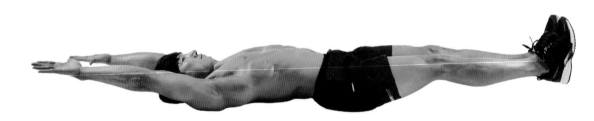

1 躺在地板上，雙腿併攏，稍微抬起離開地面。雙手往頭上方伸直。

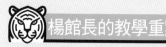 **楊館長的教學重點**

抬到最高點時，讓身體保持V字的樣貌。手腳之間的角度越小，
訓練強度就越高。

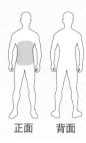

正面　背面

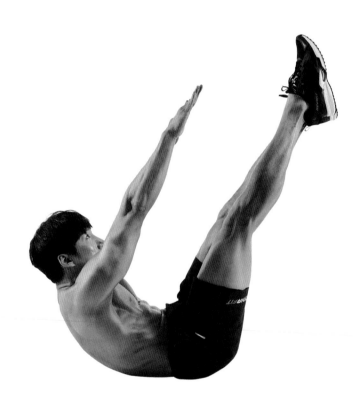

2　上半身和下半身同時抬起，想像手指和腳趾碰在一起。
慢慢放下雙手雙腳，回到動作 1。重複動作 1 和 2。

仰臥屈膝抬腿

仰臥屈膝抬腿不是用腿部的力量，而是要用腹肌的力氣反覆做動作，
才能達到我們想要的效果。不要使用反作用力，單純使用腹部的力量
反覆抬起雙腿。這個動作能讓原本鬆垮的下腹部變得結實有彈性。

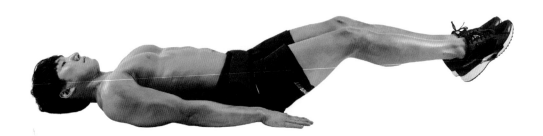

1 躺在地板上，雙腿併攏，稍微抬起離開地面。
雙手自然放在地板上。

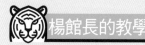

楊館長的教學重點

如果想增加運動強度，可以在腳踝綁上沙包。雙腿碰觸到身體時，
腹部收緊的力道會下降。因此當我們抬起雙腳時，只要抬到快碰到
身體就好。

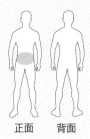

正面　背面

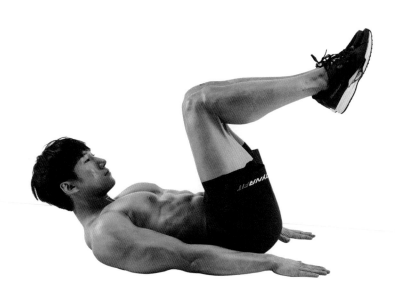

2 屈膝抬起雙腿，讓膝蓋靠近胸口。再次慢慢放下雙腿，
回到動作 1。重複動作 1 和 2。

pro gram

各部位 訓練課表

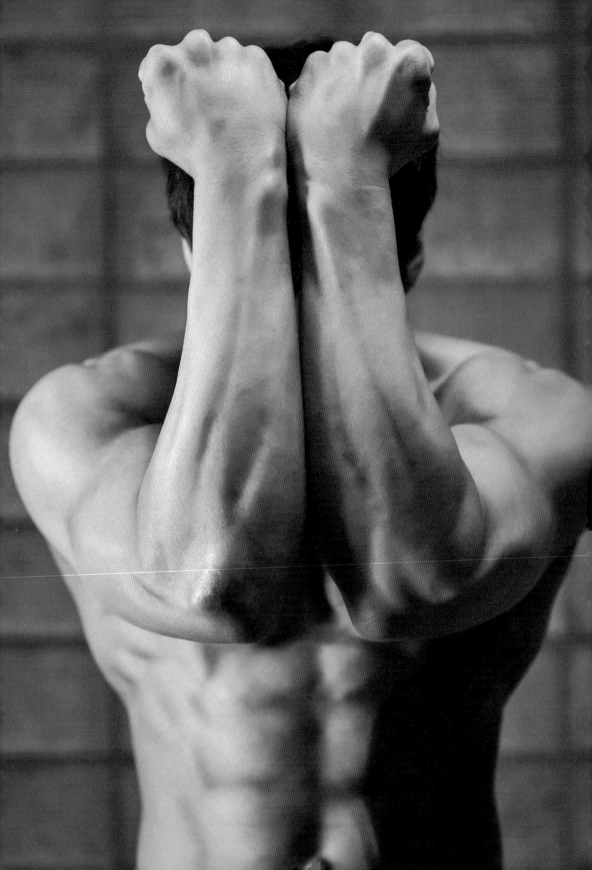

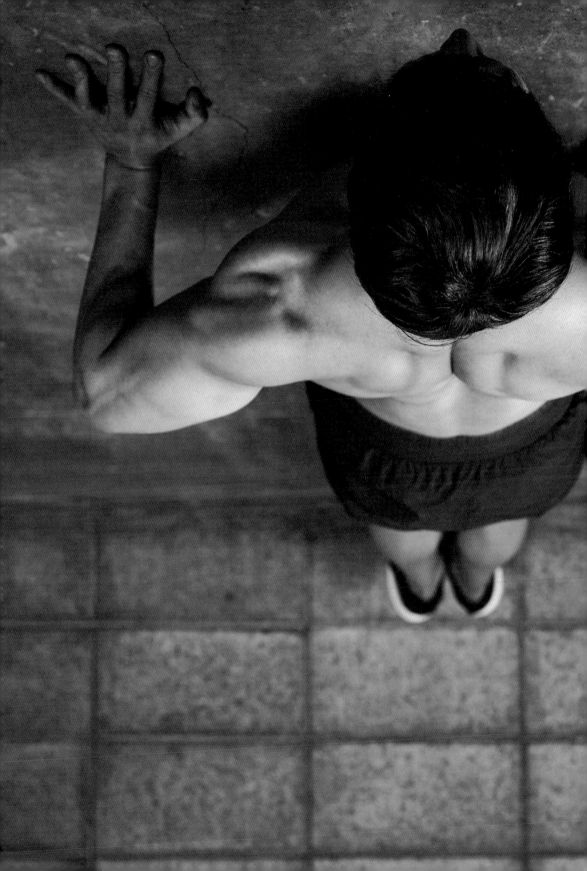

各部位訓練課表的活用方式

1. 幫助你補足弱點的黃金訓練課表

如果是初學者，通常全身上下都需要加強訓練，但當我們養成運動習慣後，就會開始慢慢對身上某些部位感到不滿意。為了這些人，這裡介紹的訓練課表特別挑出各個部位需要練習的動作，讓大家能夠進行集中訓練。不管是想增大肌肉尺寸，還是想讓肌肉線條變得更明顯，都可以選擇適合自己的訓練課表。建議每次運動時，可以先進行訓練課表的動作。

2. 搭配分肌訓練計畫

執行分肌訓練計畫時，若不知道該特別選擇哪一個運動的話，可試著從各部位訓練課表中，挑出所需的課表來做訓練。舉例來說，如果你在執行上半身和下半身的上下分法訓練的話，可以一天選擇練胸部的課表，隔一天選擇練下半身的課表。這麼一來，你就能更輕鬆練出理想身材。

3. 每個課表都進行 1 組訓練也行

如果今天想對胸肌進行集中訓練的話，你也可以把胸部訓練的 5 個課表全部練一次。每種動作都練 1 組的話，等於總共做了 25 組的動作，差不多是一天

的運動量。

4. 親自規畫一個月的運動計畫表

這個章節介紹了 6 個部位，總共 30 組的運動課表。各位讀者可以按照自己的需求，試著訂定 12 周的運動計畫表。你可以重複訓練想要加強的部位，或是挑戰每天都做不一樣的菜單。根據自己訂定的計畫練習，可以提升我們對運動的興趣與動力，訓練起來也會更有效果。

5. 拋棄次數和組數的古板觀念

運動這件事沒有正確答案。雖然說我為了初學者們制定了訓練課表，但希望大家能按照自己的身體需求安排課表。若想追求重量的話，每種動作做 5 次以下。若想追求肌肉的收縮和感受度，每種動作做 15 次以上。你也可以從第 1 組開始，慢慢往上加重量到第 5 組，直到目標的最大重量。或可以 1 組內連續做完 5 種動作，中間休息 1 分鐘；也可以 1 組只做 1 種動作，中間休息 30 秒，再接著做下一種動作。你可以不用管次數或重量，最重要的是挑戰自我極限！當然是在不會受傷的前提之下。

	第1周	第2周	第3周	第4周	第5周	第6周	第7周	第8周	第9周	第10周	第11周	第12周
星期一												
星期二												
星期三												
星期四												
星期五												
星期六												
星期日												

強壯男人的象徵，
練出寬廣肩膀的運動

這個訓練課表可以訓練整個肩膀，
打造寬厚結實的肩膀，展現強壯男
人的魅力。從可以舉起大重量的動
作開始做訓練，你的三角肌將會經
歷暴風般的成長。體力充沛時，我
們可以反覆做大重量訓練，所以我
建議大家把這組菜單排在前面進
行。

開始

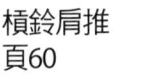

2
槓鈴肩推
頁60

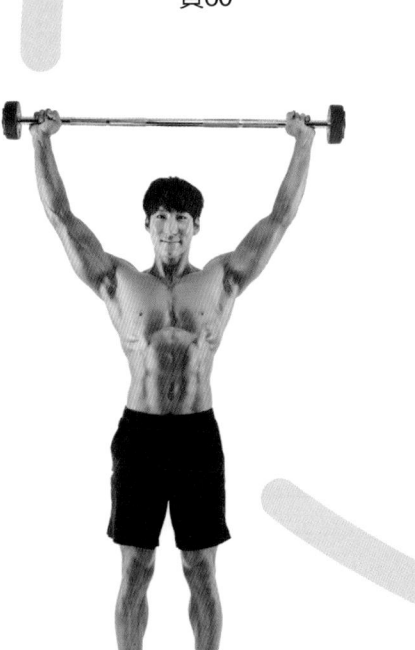

3
槓鈴頸後推舉
頁62

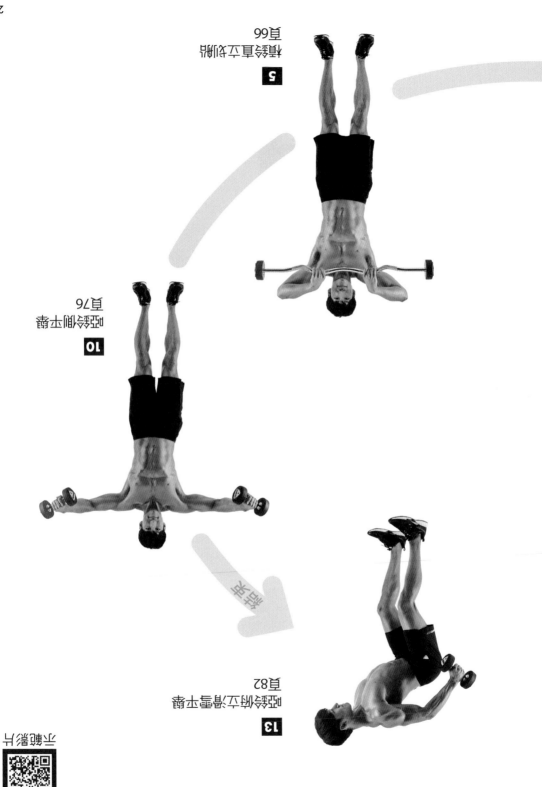

5
槓鈴直立划船
頁66

10
啞鈴側平舉
頁76

13
啞鈴俯立划船舉重
頁82

示範影片

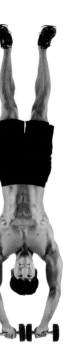

7 啞鈴划船挺舉
頁70

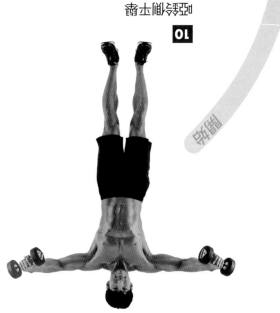

10 啞鈴側平舉
頁76

開始

增加三角肌的分離度，讓線條清晰明顯的運動

這個訓練課表裡面運動的動作分別可以刺激到三角肌的前束、中束和後束。其先刺激三角肌中束，接著從正面快速刺激前束後，接著再分別集中鍛鍊三角肌中束和前束。分別集中鍛鍊三角肌的肌肉後，讓線條變得更加明顯鮮明。

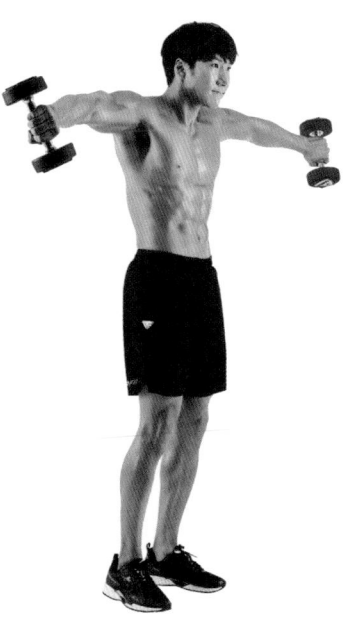

示範影片

10

啞鈴側平舉

變化動作

手背朝前舉起

頁77

結束

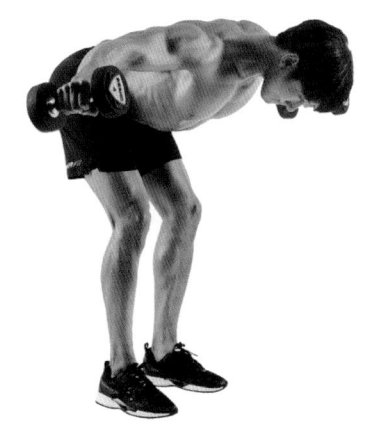

12

啞鈴俯立側平舉

頁80

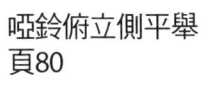

9

啞鈴前平舉

頁74

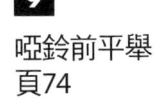

不再難練，
後三角肌的增肌運動

大部分的人都會最後才進行後三角肌的訓練。在體力幾乎消耗殆盡的狀態下，不管是能舉的重量或是次數都會變少，效果當然也會跟著下降。當你對某個部位感到不滿意時，記得一定要第一個鍛鍊它，接著練其他動作，結束運動前再回來訓練該部位，這會是個不錯的方法。

這組課表雖然是用來鍛鍊肩膀，但特別的是也包含了背部運動。我們經常利用槓鈴俯身划船來鍛鍊背部肌群，但其實這個動作不只能訓練到背，也能讓後三角肌的線條變得更立體，因為槓鈴能做比平常更大重量的訓練。換句話說，和肩膀後側運動不同，槓鈴俯身划船能讓我們感受到完全不同層次的肌肉飽滿度。盡量讓背部保持不動，手肘稍微打開，利用肩膀後側的力量反覆拉起槓鈴。第一次做這個動作時，先用小重量練習，確保姿勢正確最重要。

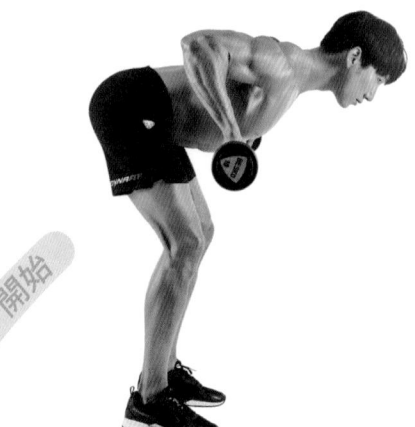

開始

8
槓鈴俯身划船
頁140

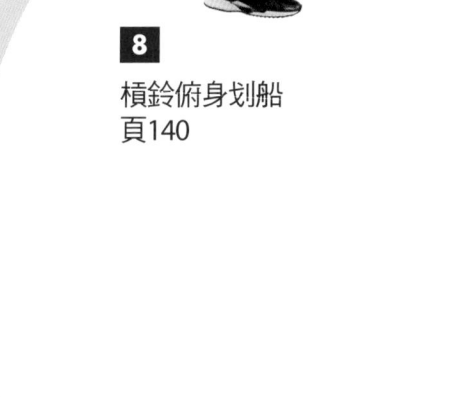

12
啞鈴俯立側平舉
頁80

示範影片

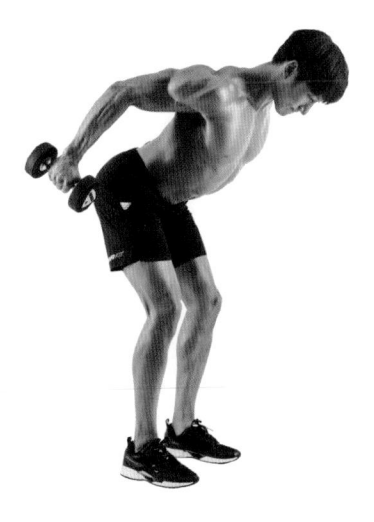

13
啞鈴俯立滑雪平舉
頁82

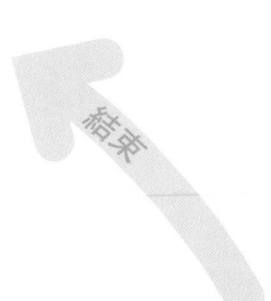
結束

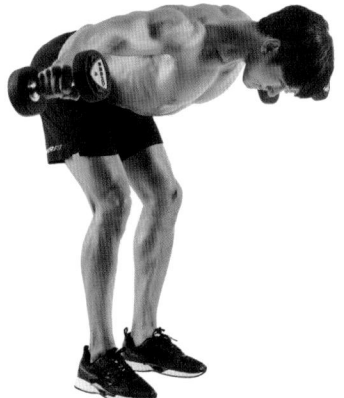
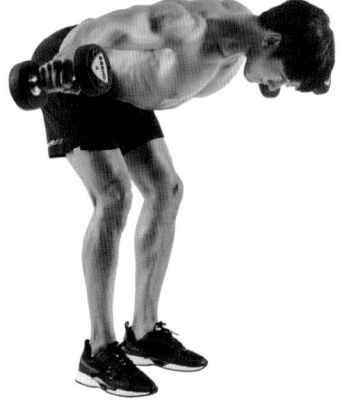

12
啞鈴俯立側平舉
頁80

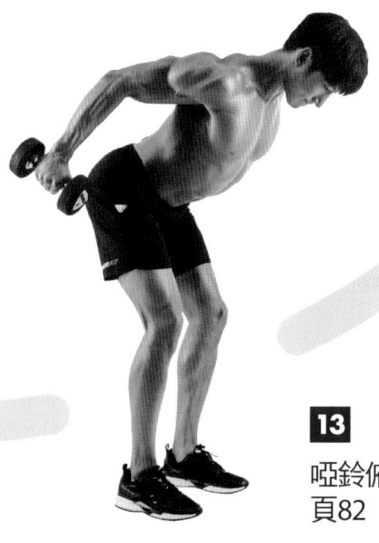
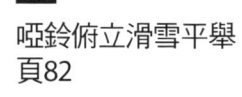

13
啞鈴俯立滑雪平舉
頁82

肩膀 訓練課表 **4**

最強肌肥大
肩膀運動

這個訓練課表能幫助你降低體脂肪，並讓肌肉量呈現爆發性成長。菜單內許多的經典動作能一併提升肩膀肌肉飽滿度和力量，打造擁有粗壯結實肩膀的強壯男人形象。這組動作比起次數，重量更重要。努力練習舉起更大的重量，就能擁有飽滿度爆表的最強肩膀。

開始

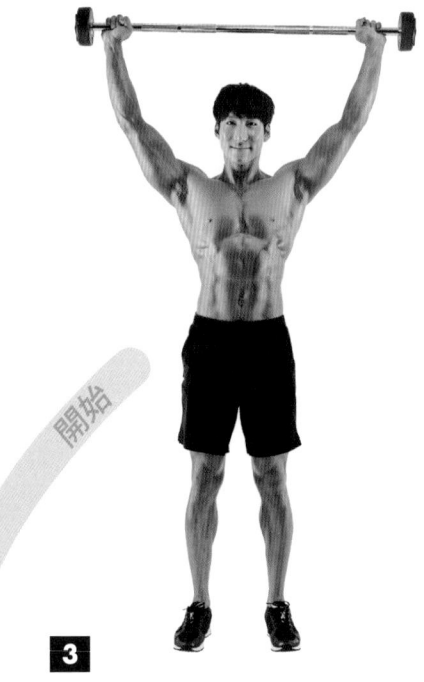

3
槓鈴頸後推舉
頁62

4
槓鈴前平舉
頁64

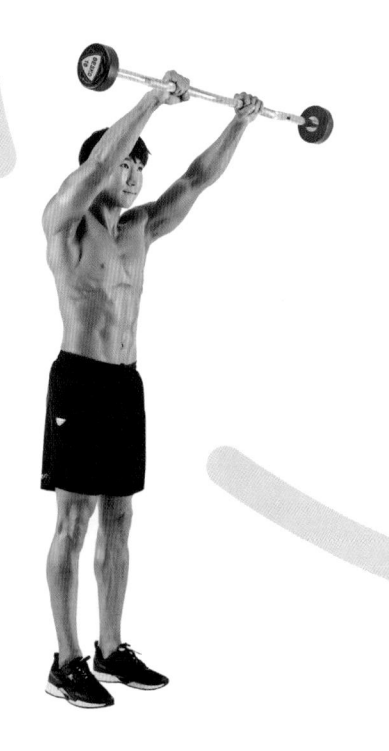

示範影片

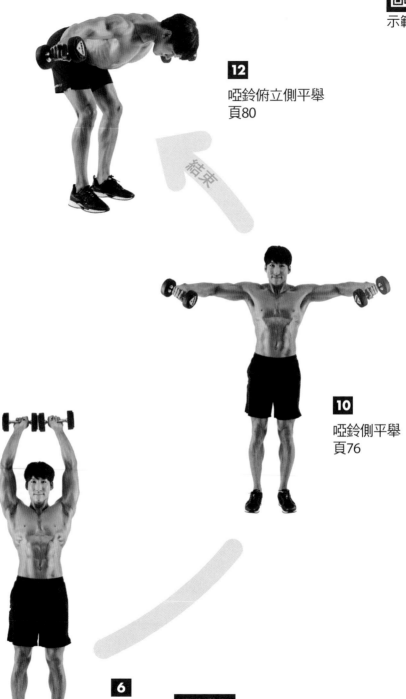

12
啞鈴俯立側平舉
頁80

結束

10
啞鈴側平舉
頁76

6
啞鈴肩推
頁69

變化動作

正握

精雕肩膀肌肉線條
的運動

這個訓練課表不使用槓鈴，只使用
啞鈴和自身重量反覆進行運動。挑
選適當的重量進行多次數的反覆訓
練，可以活化肌肉，降低體脂肪，
打造出細緻的肌肉線條。內胚型人
雖然有一定的肌肉量，但因為體脂
肪過高，所以一定要做這類型的訓
練課表。

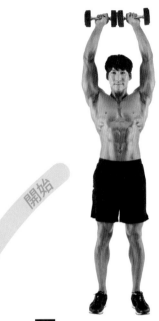

開始

7

啞鈴阿諾推舉
頁70

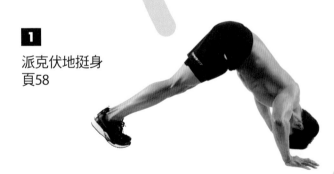

1

派克伏地挺身
頁58

示範影片

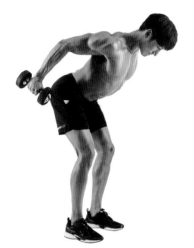

13
啞鈴俯立滑雪平舉
頁82

結束

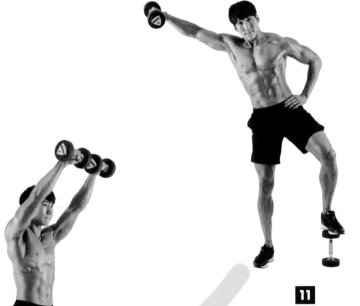

11
啞鈴單邊側平舉
頁78

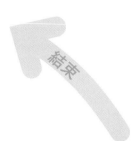

9
啞鈴前平舉
頁75

變化動作
正握

277

打造寬廣胸膛
的運動

這個訓練課表不只能讓胸肌變大，
更能修飾肌肉的外型。槓鈴臥推、
上斜槓鈴臥推和下斜槓鈴臥推是能
推起最大重量的胸部運動，可以平
均刺激到胸部的中段、上段和下段，
打造出寬廣的胸膛。啞鈴臥推能幫
助胸肌往前隆起，達到豐滿胸部的
效果。平臥啞鈴飛鳥能幫助胸肌更
加集中，修飾整個胸肌的外觀。

開始

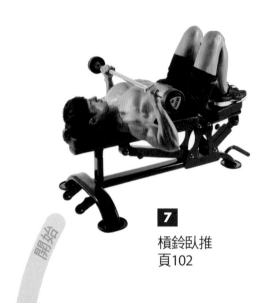

7
槓鈴臥推
頁102

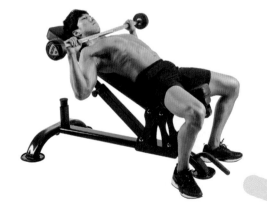

8
上斜槓鈴臥推
頁104

示範影片

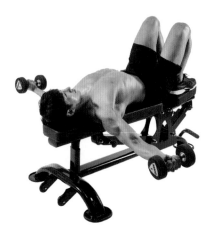

13

平臥啞鈴飛鳥
頁114

結束

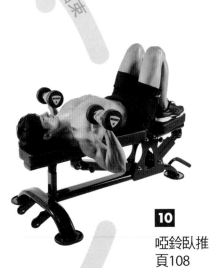

10

啞鈴臥推
頁108

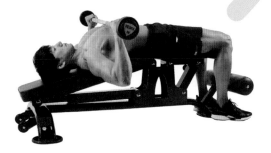

9

下斜槓鈴臥推
頁106

打造宛如雕像般
壯碩胸肌的運動

使用啞鈴運動時，因為可以進行多
次數的反覆訓練，增加肌肉的疲勞
度，所以能夠打造出結實的胸肌。
不只如此，與槓鈴相比，啞鈴可以
練出更加細緻的肌肉線條。這個課
表由啞鈴訓練動作組成，透過增加
肌肉疲勞度的方式，讓胸部內側肌
肉變得更加結實。按照順序訓練胸
部中段、上段和下段，讓胸肌變得
更飽滿，增加肌肉分離度。最後一
個動作再次讓肌肉的疲勞度達到最
高點，打造出有著明顯胸溝且具彈
性的胸肌。

開始

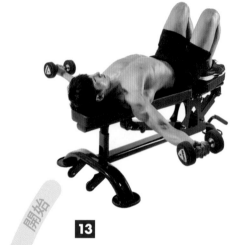

13
平臥啞鈴飛鳥
頁114

10
啞鈴臥推
頁108

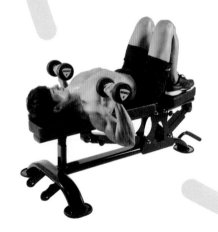

示範影片

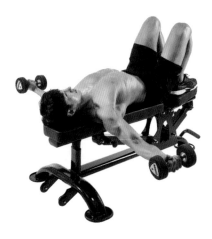

13
平臥啞鈴飛鳥
頁114

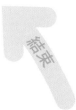
結束

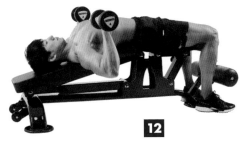

12
下斜啞鈴臥推
頁112

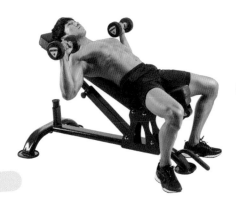

11
上斜啞鈴臥推
頁110

讓下胸線條
變明顯的運動

下胸線條要明顯，才能讓胸肌變得更完美。然而，覺得練出下胸鮮明線條有困難的人，卻比想像中還要來得多。練下胸線條的重點在於先利用阻抗性高的動作讓肌肉膨脹起來，再進行細緻的線條雕塑，反覆這個過程才能達到目的。本課表先利用大重量的槓鈴運動，讓胸肌膨脹起來。接著進行啞鈴運動，雕塑肌肉線條。再來利用自身重量收縮肌肉，增加胸肌疲勞度後，最後再使用啞鈴塑形，完成擁有鮮明下胸線條的飽滿胸肌。

 開始

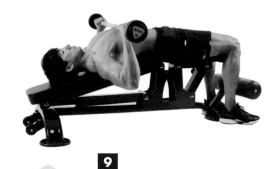

9
下斜槓鈴臥推
頁106

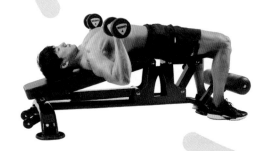

12
下斜啞鈴臥推
頁112

示範影片

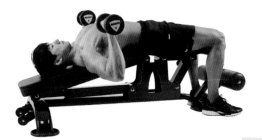

12
下斜啞鈴臥推
頁112

結束

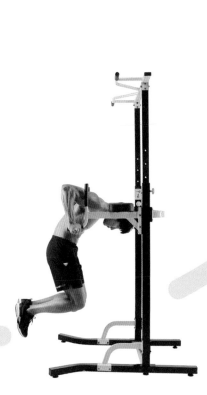

2
上斜伏地挺身

變化動作
反握伏地挺身
頁93

15
雙槓撐體
頁118

練出飽滿上胸的
最強增肌運動

上胸飽滿的胸肌看起來會更加壯碩。這個訓練課表並非單純的上胸訓練運動，而是能操爆胸肌的運動組合！以為快要結束時就再來一輪，讓肌肉的阻抗性和疲勞度達到最大值。透過此方式增肌，並提升肌肉彈性。這個課表的進行方式如下：先利用槓鈴鍛鍊上胸肌，讓肌肉膨脹起來，接著使用啞鈴雕塑肌肉形狀，並透過伏地挺身極大化胸肌疲勞度後，再次雕塑肌肉形狀，最後再次操練胸肌，提升肌肉疲勞度。

開始

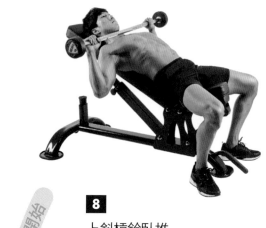

8

上斜槓鈴臥推
頁104

11

上斜啞鈴臥推
頁110

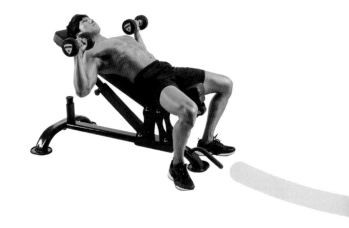

示範影片

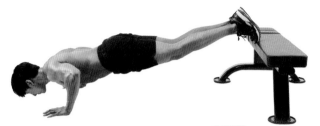

3
下斜伏地挺身
頁94

結束

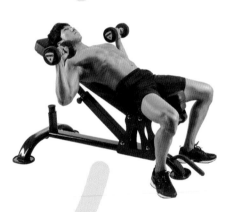

11
上斜啞鈴臥推
頁110

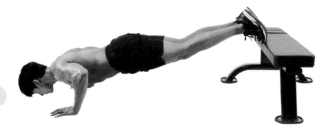

3
下斜伏地挺身
頁94

讓胸肌變得
更集中結實的運動

這個訓練課表不使用大重量進行訓練，而是使用小重量，反覆進行能讓胸肌整體更加集中的運動，提升肌肉彈性。啞鈴伏地挺身可以幫助胸肌延展，移動式伏地挺身可以刺激整個胸肌，啞鈴臥推能增肌並雕塑胸肌外型。最後用下斜和上斜伏地挺身刺激上胸肌和下胸肌。這麼一來，我們就能打造出彷彿穿上盔甲，結實且集中的胸肌。

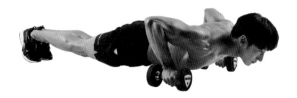

6

啞鈴伏地挺身
頁100

開始

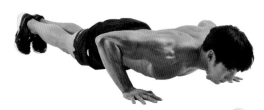

5

移動式伏地挺身
頁98

示範影片

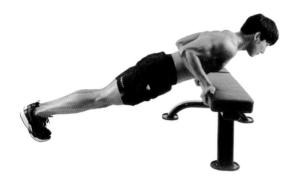

2

上斜伏地挺身

變化動作

反握伏地挺身

頁93

結束

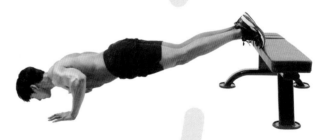

3

下斜伏地挺身
頁94

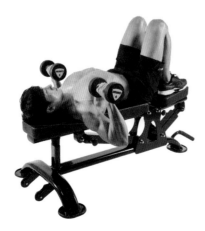

10

啞鈴臥推
頁108

打造厚實背肌的運動

這個訓練課表可以強化整個背肌、豎棘肌群和肩膀的後三角肌,範圍幾乎涵蓋了上半身背面的所有肌群。首先使用大重量讓整個背部的肌肉膨脹起來,接著做能讓肌肉集中的核心運動,反覆這些動作打造出厚實寬大的背肌。值得一提的是槓鈴俯身划船和啞鈴俯身划船,這兩個動作雖然是強化背肌的運動,但同時也會刺激到後三角肌,幫助我們強化較難練的後肩。

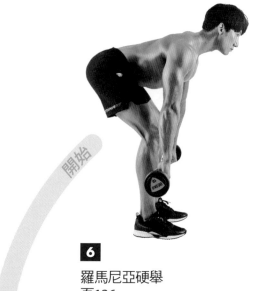

開始

6
羅馬尼亞硬舉
頁136

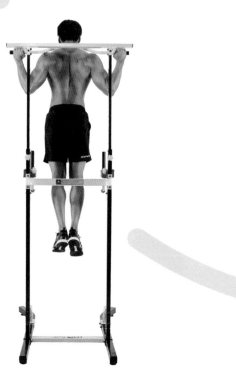

3
頸後引體向上
頁130

示範影片

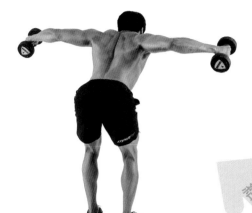

16

啞鈴俯身反向飛鳥
頁156

結束

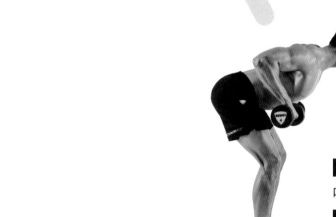

14

啞鈴俯身划船

變化動作
正握

頁153

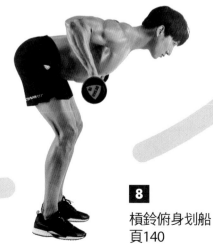

8

槓鈴俯身划船
頁140

打造憤怒眼鏡蛇背的背肌增寬運動

如果想讓背部變寬，打造宛如憤怒眼鏡蛇蛇背的強壯背肌，這組就是最適合的訓練課表。這些動作能讓背肌朝兩側成長，並非單純練出寬大的背肌，而是讓下闊背肌延展，打造出具有魅力的倒三角形背肌。雖然使用正握法的槓鈴俯身划船是訓練上背部的運動，但當我們稍微抬高上半身，使用反握法動作的話，槓鈴俯身划船也可以訓練到闊背肌的下半段。

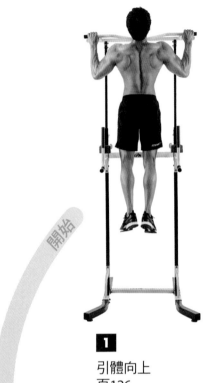

開始

1

引體向上
頁126

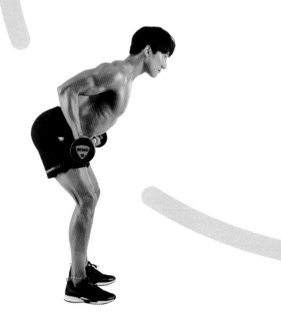

8

槓鈴俯身划船

變化動作

反握

頁141

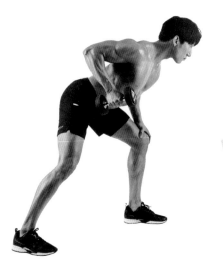

15
啞鈴單手划船
頁154

示範影片

結束

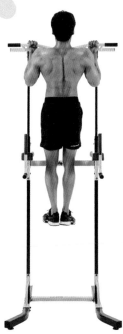

4
反握引體向上
頁132

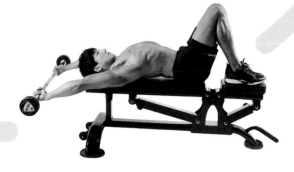

9
槓鈴仰臥過頭
頁142

擺脫平坦上背，
讓背肌凸起的運動

這個訓練課表可以讓平坦的背部變得集中結實。就像夾胸運動一樣，我們透過反覆夾緊肩胛骨的訓練，可以讓背的中段部位變得緊實。此外，頸後引體向上可以有效鍛鍊闊背肌的上段以及位於背部中段的下斜方肌和菱形肌，幫助我們打造出凹凸結實的背肌。

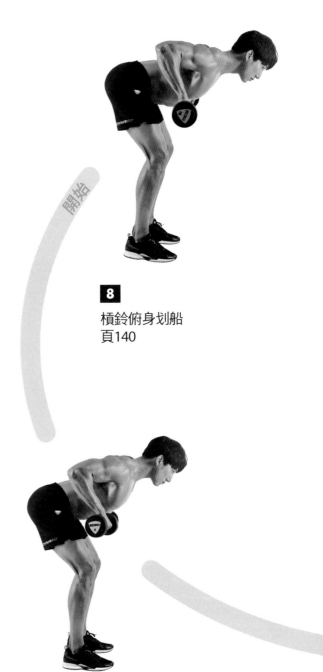

開始

8
槓鈴俯身划船
頁140

14
啞鈴俯身划船

變化動作
正握

頁153

示範影片

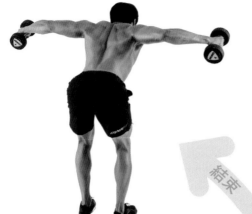

16
啞鈴俯身反向飛鳥
頁156

結束

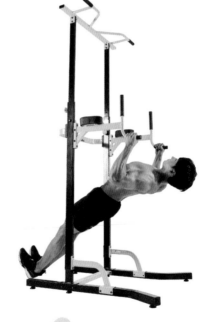

2
仰臥引體向上
頁128

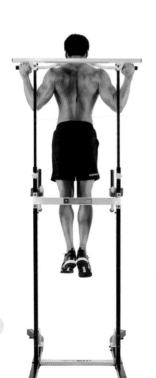

3
頸後引體向上
頁130

背部 訓練課表 **4**

練出緊實修長下背肌的運動

這個訓練課表的目標是鍛鍊闊背肌的下半段，比起追求背肌上段和中段的分量感，這組動作是刺激脊椎和臀部，幫助我們練出修長緊實的背肌。也就是說，這些動作不是用來增寬或練大背部肌肉，而是用來延展背部肌肉的長度，美化肌肉線條，提升肌肉的彈性。

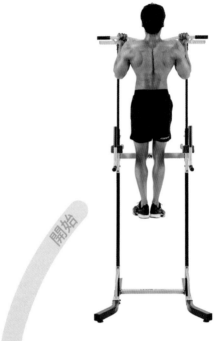

4
反握引體向上
頁132

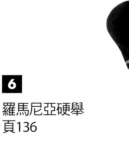

6
羅馬尼亞硬舉
頁136

示範影片

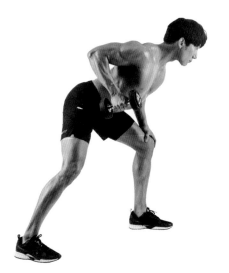

15
啞鈴單手划船
頁154

結束

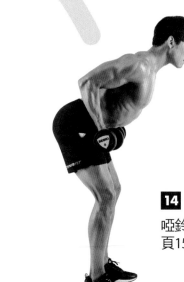

14
啞鈴俯身划船
頁152

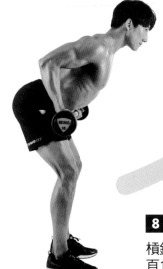

8
槓鈴俯身划船
頁141

變化動作
反握

鍛鍊背肌，
增強肌力的運動

透過反覆進行大重量拉舉動作，鍛
鍊背部肌肉，增強肌肉力量。此外，
這組課表還能訓練核心肌群，強化
支撐人體重心的脊椎、骨盆和腹部，
有助於我們增進其他運動項目的能
力，維持端正的姿勢。背部運動中，
傳統硬舉是能夠舉起最大重量的動
作。反覆舉起大重量可以增強肌力，
力氣也會跟著有爆發性的成長。這
組課表包含了能培養上半身基本體
力和鍛鍊核心肌群的動作。

開始

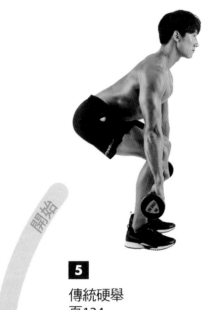

5

傳統硬舉
頁134

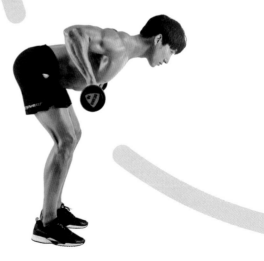

8

槓鈴俯身划船
頁140

示範影片

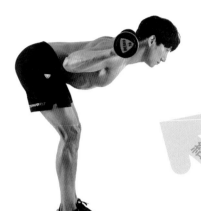

7
早安體前屈
頁138

結束

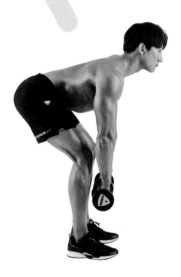

13
啞鈴羅馬尼亞硬舉
頁150

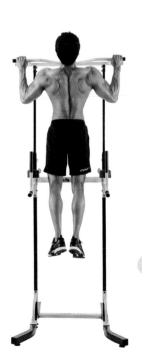

1
引體向上
頁126

下半身 訓練課表 **1**

讓男性魅力升級的
下半身增肌運動

這個訓練課表由最基礎的動作組成，幫助大家打造結實壯碩的下半身肌肉。這組課表要選在體力充沛、能舉起大重量的時候進行，訓練效果會更好。這五個動作除了訓練大腿外，還能練出結實壯碩的小腿肌，動作涵蓋了大腿和小腿部位。

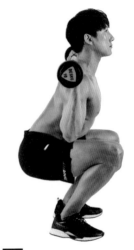

3
槓鈴肩後蹲舉
頁168

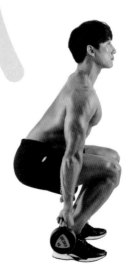

6
槓鈴腿後深蹲
頁176

開始

示範影片

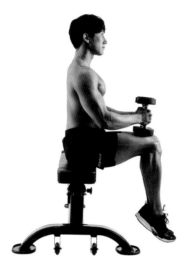

12
坐姿舉踵
頁188

結束

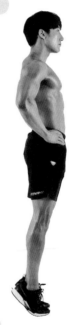

10
站姿舉踵
頁184

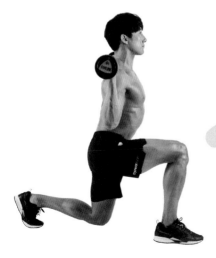

8
交替弓步蹲
頁180

下半身 訓練課表 **2**

增加壯碩下半身肌肉
分離度的運動

如果你已經練出了壯碩結實的下半身肌肉，接下來就必須細部雕刻線條，打造出具有立體感的肌肉。下半身可說是男人的象徵，這個菜單能夠同時讓大腿和小腿的肌肉線條變得更加精細結實。因為槓鈴上舉深蹲的雙手位置比普通深蹲來得高，所以必須使用大腿的力氣維持身體平衡，能同時鍛鍊到大腿前後左右的肌群。先用深蹲跳提升下半身肌肉的敏感度，再利用行走弓步蹲提升肌肉疲勞度。透過這些訓練，就能增加下半身的肌肉分離度。

開始

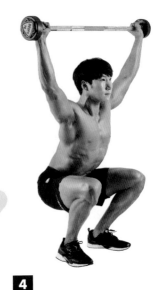

4

槓鈴上舉深蹲
頁172

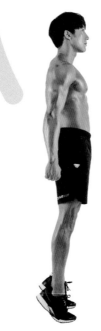

2

深蹲跳
頁166

示範影片

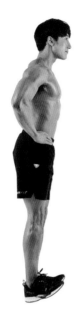

13
反向站姿舉踵
頁190

結束

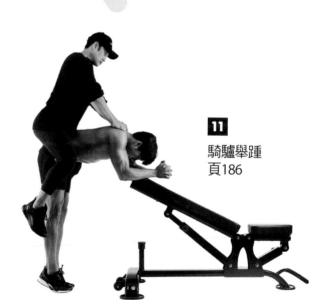

11
騎驢舉踵
頁186

9
行走弓步蹲
頁182

讓雙腿線條變得修長的運動

如果追求的不是散發陽剛美的厚實下半身，而是穿上緊身褲後，能展現出修長線條的雙腿，那你就千萬不能錯過這個訓練課表。因為這幾個動作不使用大重量鍛鍊大腿肌肉，只會給予大腿肌肉適度的刺激，所以下半身不會變厚，主要目的是打造緊實大腿。這組運動就像是幫肌肉塑形一樣，幫助雙腿線條變得更乾淨，非常適合內胚型的人練習。

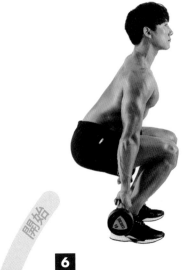

6

槓鈴腿後深蹲
頁176

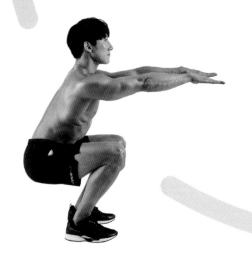

1

徒手深蹲
頁164

示範影片

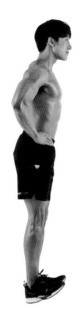

13
反向站姿舉踵
頁190

結束

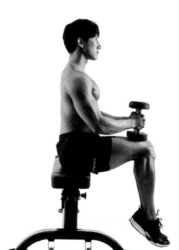

12
坐姿舉踵
頁188

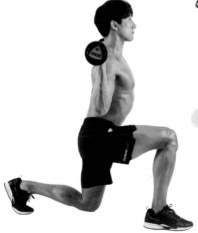

9
行走弓步蹲
頁182

練出翹臀線條，
讓背影散發魅力的運動

做下肢運動時，如果想給予髖關節
和臀部更多的刺激，就讓上半身稍
微往前傾，可以達到更好的運動效
果。這個訓練課表同時包含了深蹲
和弓步蹲兩個動作，能夠讓臀部線
條變得更有彈性。臀部練得越翹，
雙腳看起來就會越修長。只要反覆
練習，你就能擁有結實修長的背影。

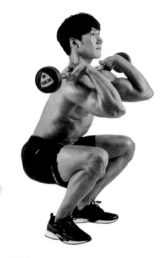

5
槓鈴前蹲舉
頁174

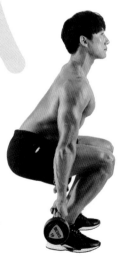

6
槓鈴腿後深蹲
頁176

示範影片

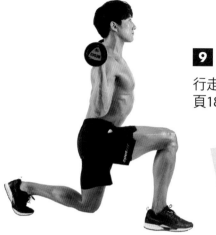

9

行走弓步蹲
頁182

結束

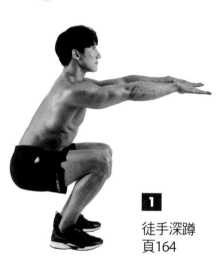

1

徒手深蹲
頁164

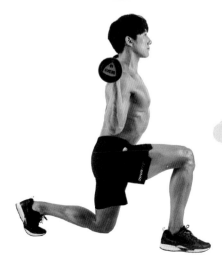

7

單腳弓步蹲
頁178

讓下半身肌肉變得結實的運動

這組課表能提升大腿肌肉的膨脹感和彈性。我們不使用大重量訓練，而是使用小重量進行多次數的反覆訓練，能夠持續讓肌肉保持極度的緊張感，感到痛苦的同時讓肌肉膨脹起來，並變得更有彈性。肌肉的膨脹感雖然可能只是一時的效果，但透過反覆訓練可以讓下肢變得更結實，最後達到增加肌耐力的目標。大家一定要記住，做上半身訓練時，下半身也需要給予身體一定的支撐，才有可能達到更好的運動效果。

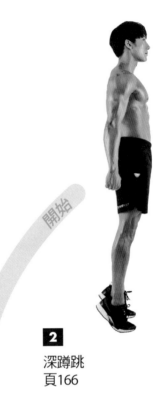

開始

2
深蹲跳
頁166

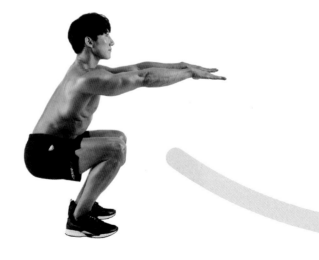

1
徒手深蹲
頁164

示範影片

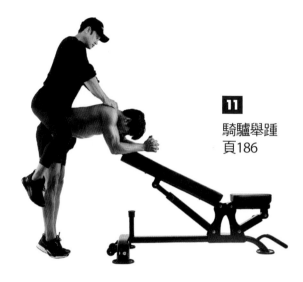

11
騎驢舉踵
頁186

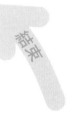
結束

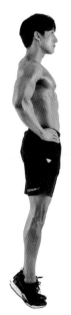

10
站姿舉踵
頁184

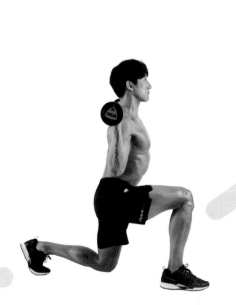

8
交替弓步蹲
頁180

練出飽滿到足以撐爆袖口的肱三頭肌運動

說這個訓練課表囊括了所有肱三頭肌增肌動作一點也不為過。為了把肱三頭肌練大，就一定要進行阻抗運動。用窄握距方式抓握槓鈴反覆動作，可以大幅提升阻抗力。不只是臥推，做槓鈴過頭伸展和臥姿槓鈴肱三頭肌伸展時，都試著用窄握距的方式做做看吧！你會感覺到肱三頭肌不斷膨脹，彷彿要撐爆袖口了！

開始

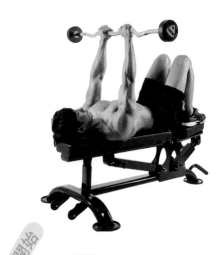

2
槓鈴窄握臥推
頁200

3
槓鈴過頭伸展
頁202

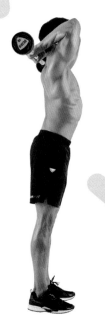

示範影片

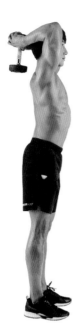

6
啞鈴過頭伸展
頁210

結束

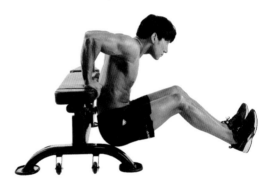

4
板凳撐體
頁204

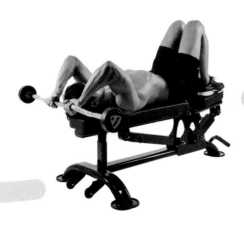

1
臥姿槓鈴肱三頭肌伸展
頁198

練出馬蹄形肱三頭肌的運動

這個訓練課表可以幫助我們雕刻肱三頭肌的線條，一味練大肱三頭肌會給人一種笨重感。為了提升肌肉線條的鮮明度，同時進行肌肉分離度訓練是很重要的。抓握時，讓手腕稍微往外旋轉，可以練到肱三頭肌的外側頭。尤其在做俯身啞鈴肱三頭肌伸展時，讓抓握住啞鈴的大拇指向外轉，可以刺激到更多的外側頭肌肉，有助於打造出如馬蹄形狀、線條鮮明的肱三頭肌。

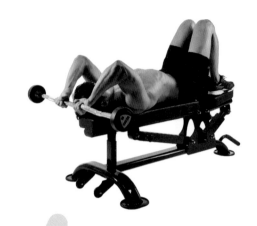

開始

1

臥姿槓鈴肱三頭肌伸展
頁198

4

板凳撐體
頁204

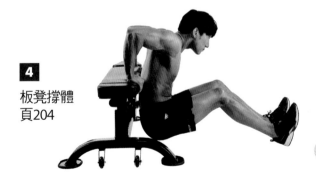

示範影片

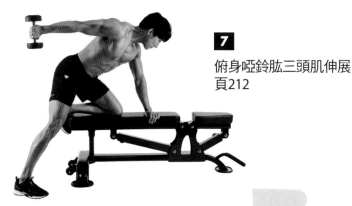

7

俯身啞鈴肱三頭肌伸展
頁212

結束

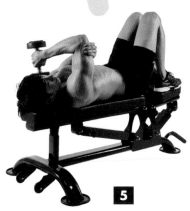

5

臥姿啞鈴肱三頭肌伸展

變化動作

臥姿啞鈴單手輔助肱三頭肌伸展

頁209

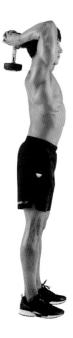

6

啞鈴過頭伸展
頁210

穿無袖也能充滿自信！
鍛鍊肱二頭肌的運動

這個訓練課表網羅了能夠練大肱二頭肌的動作。我們先從槓鈴彎舉和啞鈴彎舉開始肱二頭肌的訓練，接著再用反手槓鈴彎舉和啞鈴錘式彎舉集中訓練肱肌，最後用集中彎舉完成肱二頭肌的頂峰訓練。這麼一來，肱二頭肌整體就會看起來非常飽滿。進行肱二頭肌訓練時，一定要同時做肱肌訓練，從前方看的時候，才會給人手臂壯碩的視覺效果。

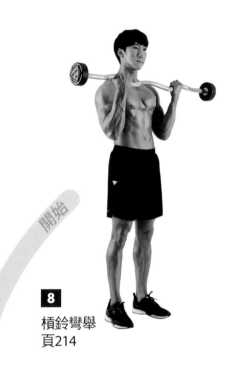

開始

8
槓鈴彎舉
頁214

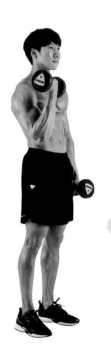

10
啞鈴彎舉

變化動作
啞鈴單手彎舉

頁219

示範影片

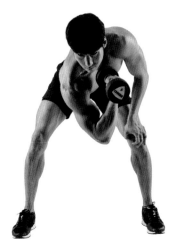

12
集中彎舉
頁222

結束

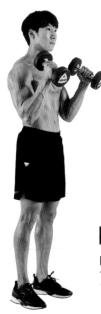

11
啞鈴錘式彎舉
頁220

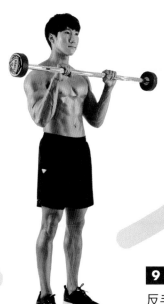

9
反手槓鈴彎舉
頁216

提升肱二頭肌線條鮮明度的運動

這個訓練課表能增加肌肉分離度，我們先把肱二頭肌的飽滿度練出來，接著再輪流用肱二頭肌和肱肌做動作。當肱二頭肌的肌肉分離度變高時，肌肉界線就會變得更明顯，外觀看起來也會更飽滿。這組課表可以幫助你打造運動型男人的印象，只要規律訓練，就能讓手臂變得飽滿且線條明顯。

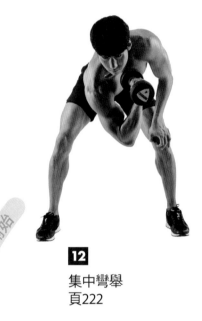

12
集中彎舉
頁222

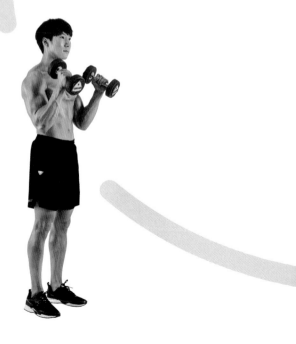

11
啞鈴錘式彎舉
頁220

示範影片

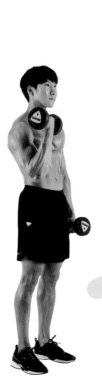

10

啞鈴彎舉

變化動作

啞鈴單手彎舉

頁219

結束

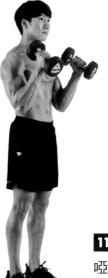

11

啞鈴錘式彎舉
頁220

10

啞鈴彎舉
頁219

變化動作

啞鈴單手彎舉

手臂 訓練課表 **5**

打造強壯且肌肉線條分明的前臂運動

當我們稍微拉起袖子時，裸露出來的不會是上手臂的肱二頭肌或肱三頭肌，而是手肘以下的前臂部位。當前臂肌肉線條很明顯的時候，即便沒有特意露出其他部位的肌肉，也能給人一種很強壯的印象。這個訓練課表搭配了各種手腕彎舉的動作，能幫助訓練前臂肌群，增加肌肉分離度。如果想讓前臂變得強壯且線條分明，這組訓練能達到很好的效果。

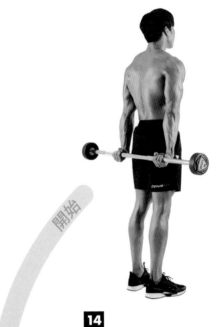

開始

14
背後槓鈴手腕彎舉
頁226

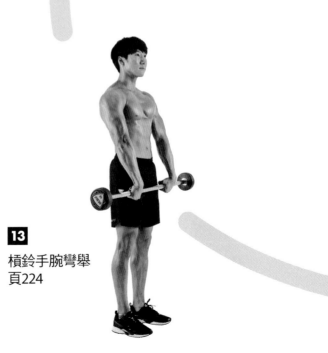

13
槓鈴手腕彎舉
頁224

示範影片

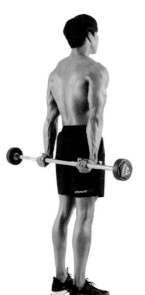

14
背後槓鈴手腕彎舉
頁226

結束

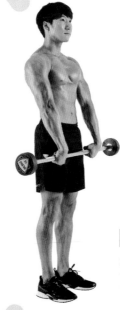

13
槓鈴手腕彎舉
頁224

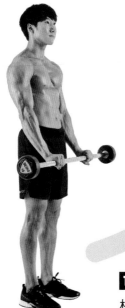

15
槓鈴反向手腕彎舉
頁228

拯救下腹線條
的運動

這是集中刺激下腹肌的訓練課表。
下腹肌受到體脂肪的影響,通常不
太會顯露出來,是身體中較難練的
肌肉之一。搭配有氧運動,並反覆
操練這個組合的話,下腹肌的輪廓
會慢慢顯露出來,形成線條鮮明的
腹肌。

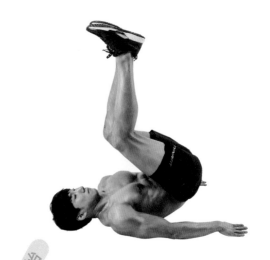

開始

6
反向捲腹
頁248

8
懸吊反向捲腹
頁252

示範影片

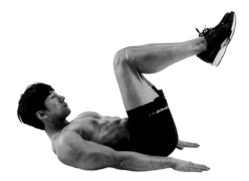

12
仰臥屈膝抬腿
頁260

結束

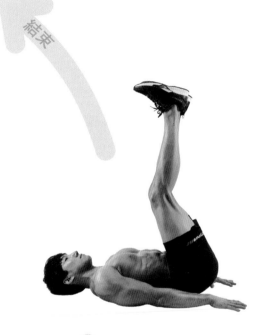

9
仰臥抬腿
頁254

7
反向側身捲腹
頁250

拯救上腹線條 的運動

這個訓練課表能讓上腹部肌肉隆起，呈現清楚的輪廓。體重輕且體脂低的人就算沒有做大量的運動，也可能會有上腹肌線條。不過，他們的腹肌通常就只有線條，並不會呈現飽滿的感覺。這組運動除了可以刺激上腹肌外，也有助於剷除體脂肪，同時刺激下腹部和腹外斜肌，讓上腹肌的線條輪廓變得更加明顯。

開始

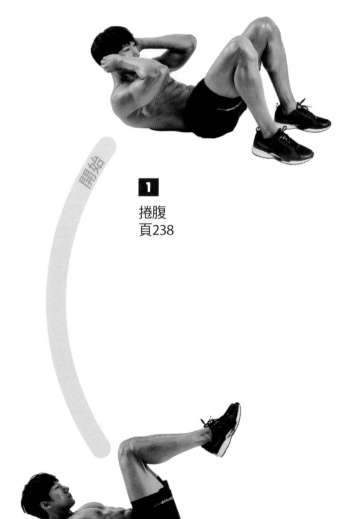

1

捲腹
頁238

12

仰臥屈膝抬腿
頁260

5

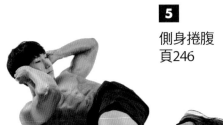

側身捲腹
頁246

結束

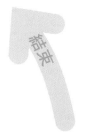

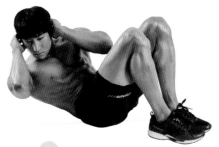

3

上身轉體捲腹
頁242

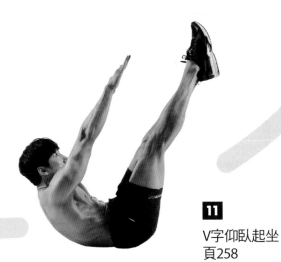

11

V字仰臥起坐
頁258

打造立體冰塊盒腹肌的運動

這個訓練課表有助於打造立體厚實冰塊盒腹肌,讓腹肌線條不再只是若隱若現。做仰臥屈膝抬腿時,可以用雙腿夾住啞鈴或是綁上沙袋增加重量,提高肌肉阻抗力,達到更好的運動效果。確實訓練到每一塊腹肌,擺脫扁平腹肌,讓它們一一隆起,變得厚實且線條明顯。

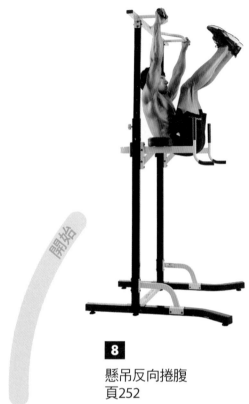

開始

8
懸吊反向捲腹
頁252

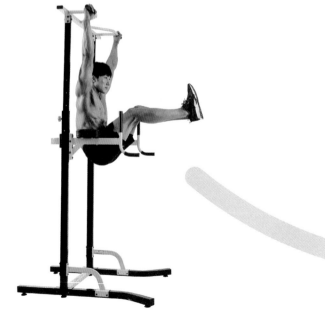

10
懸吊抬腿
頁256

示範影片

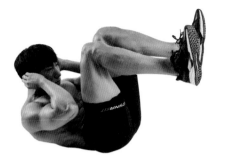

2
上下捲腹
頁240

結束

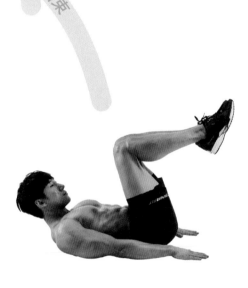

12
仰臥屈膝抬腿
頁260

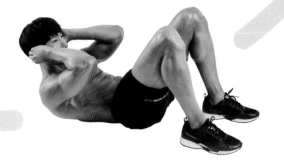

1
捲腹
頁238

細緻雕琢腹肌
提升線條感的運動

這個訓練課表能同時啟動上腹部和下腹部，透過擠壓腹肌的方式，提升肌肉線條感。透過高強度的腹肌運動，極大化肌肉的疲勞程度，腹肌線條變得更加鮮明立體。雖然說把腹肌練大很重要，但只要能讓線條變得更加明顯，腹肌就會看起來更加飽滿。

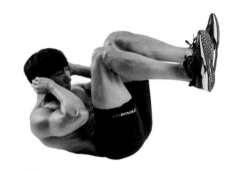

開始

2
上下捲腹
頁240

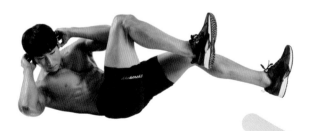

4
單車式捲腹
頁244

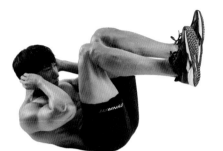

2
上下捲腹
頁240

結束

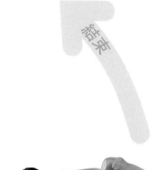

4
單車式捲腹
頁244

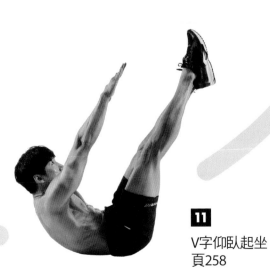

11
V字仰臥起坐
頁258

剷除腰側贅肉
練出子彈肌的運動

沒有贅肉的緊實側腰能讓六塊肌看起來更明顯。這個訓練課表中的動作能幫助我們打造緊實光滑的側腰線條。扭轉側腰,強烈收縮腹外斜肌,把側腰肌肉打造成如梳齒般的子彈肌線條,並燃燒體脂肪。

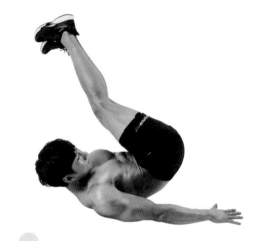

開始

7

反向側身捲腹
頁250

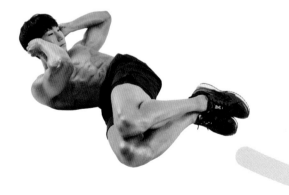

5

側身捲腹
頁246

示範影片

4
單車式捲腹
頁244

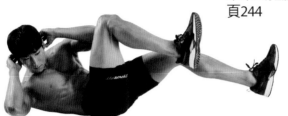

結束

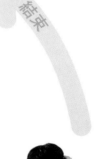

3
上身轉體捲腹
頁242

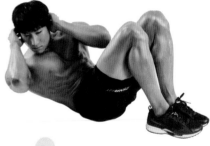

8
懸吊反向捲腹
頁252

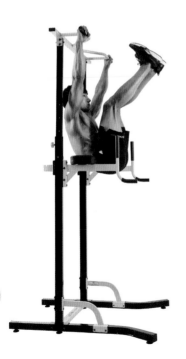

國家圖書館出版品預行編目 (CIP) 資料

防彈肌肉強效鍛鍊法:明星教練肌肉地獄使者的100種超強健身法
/ 楊治承 著 ; 牟仁慧 譯. – 初版.
– 臺北市 : 大塊文化出版股份有限公司, 2022.07
　　面 ; 　公分. – (smile ; 184)
譯自 : 근육저승사자 양치승의 지옥 트레이닝 : 방탄근육 완성하는 초
강력 트레이닝 100
ISBN 978-626-7118-36-8 (平裝)

1.CST: 健身運動 2.CST: 運動訓練 3.CST: 肌肉

411.711　　　　　　　　　　　　　　　111005817